D1751896

Sonja Balmer

Atem
los

Aufzeichnungen zwischen
Beatmungsmaschine, Schläuchen
und Computer

Nachwort von Franz Michel

Limmat Verlag
Zürich

Im Internet
Informationen zu Autorinnen und Autoren
Materialien zu Büchern
Hinweise auf Veranstaltungen
Schreiben Sie uns Ihre Meinung zu diesem Buch
www.limmatverlag.ch

Umschlagfoto von Sonja Balmer, aufgenommen
2003 am Strand von Katakolon in Griechenland

Das *wandelbare Verlagslogo* auf Seite 1 zeigt ein
Hauszeichen, gezeichnet von Arne Sjursen (1876–1955).
Aus: *Hauszeichensammlung aus verschiedenen Walser-
gemeinden mit Schwerpunkt Davos und Umgebung.*
Mit freundlicher Genehmigung des Heimatmuseums Davos
(www.heimatmuseum-davos.ch).

Typographie und Umschlaggestaltung von Trix Krebs

2. Auflage 2006

© 2006 by Limmat Verlag, Zürich
ISBN 3 85791 502 1

Inhalt

Prolog   11

Reisen
Reise mit einer Leiche   13
Reise auf dem Traumschiff   17

Lebensfreude
Fragen   26
Kinderphilosophien   27
Spaziergänge im Paradies   28
Lebenslauf   29
Gracias a la vida   30
Neues Zuhause   32

Atmen
Unter der Bettdecke   36
Warten auf den nächsten Atemzug   36
Eingebildete Atemnot?   40
Jemand steht auf meinem Beatmungsschlauch   42
Blitzschlag   43
Atemnot   44

Ansprüche
Wie hätten Sie es gerne?   46
Kooperation   46
Hinderlicher Papierkrieg   47
Wir Prämienzahler entscheiden   50
Unterlassene Hilfeleistung   52
Zu hohe Ansprüche   54

Selbstbestimmung
Schuld   56
Die Falschparkerin   56
Mitgefühl und Mitleid   57
Small Talk   59
Wie geht es uns?   61
Wahrnehmung   61
Die Abmagerungskur   62

Schlaftablette	62
Gesundheit im Fernsehen	64
Selbstmord?	66
Fleischgier	67
Lebensmüde	71

Abhängigkeit

Gestohlene Kommunikation	72
Medizinische Maschinerie	77
Aufklärungsbrief	79
Eigenverantwortung im Spital?	80
Mobilität und Autonomie	87
Vergleiche	90
Würde	90
Betriebsferien	91
Du siehst doch aber gut aus	91
Angst vor der Angst	93
Im Zeichen der Angst	94
Missbrauch	95
Wie viele Schläuche verträgt ein Mensch?	96
Schuldgefühle	97
Managen einer Krankheit	98
Tagesplan	99

Lachen

Ein guter Clown	103
Wenn die Beatmungsmaschine versagt	103
Wenn die Beatmungsmaschine davonfährt	105
Die Katze und die Beatmungsmaschine	106
Tierverkauf	108
Das weisse Licht	109
Eine Kanüle auf Reisen	109
Der Pyjama	111
Die tapfere Patientin	112
Instruktion	113
Telefonshopping	114
Schleimlöser	115
Sterben, wenn es regnet	116
Sterben auf dem Feld	116
Weisses Laken, Todesangst und Trauermusik	117
Fischchen Nemo sucht Anschluss	118
Eine Mütze für die Infusionsflasche	119

Kinder
Eins und eins sind drei – Wir sind Kinder der Liebe	121
Nächstenliebe durch Kinder	123
Kindheitserinnerung	123
Die Klangkugel	125
Umarmung eines Kindes	125

Sterben
Meine Welt – Deine Welt	127
Sterben, wie man geboren?	128
Geheimnisvolle Kinderfragen	129
Das Sterben und so	130
Zwischen Welten	131
Sterbewache	134
Phase des Sterbens	137

Abschied
Wissen, wann die Zeit reif ist	138
Abschied im Traum	140
Ein Licht in den Augen	142
Die Aura	143
Zimmer 356	145

Leben
Evolutionäre Medizin	148
Umarmung aus dem Jenseits	148
Tanzende Schmetterlinge im Licht	150
Der weise Todesschwan	151
Leben und Tod	153

Epilog   154

Konfrontiert mit Grenzen
von Franz Michel   155

Für Alice:
Kannst du die Schmetterlinge im Lebenslicht
tanzen sehen?

Prolog

Wir sollten keine Angst vor dem Ende haben. Wir sollten uns achten, was wir daraus machen, wie wir damit umgehen.

Ich fuhr mit dem Auto nach Hause. Die Sonne leuchtete mir dunkelgelb entgegen, während sich die Bäume im Wind wiegten. Es war Herbst, meine liebste Jahreszeit. Das Radio spielte «Claire de la lune» von Debussy, und ich versank in den feinen Klängen der Musik. Tränen schossen mir in die Augen. Ich musste an das Geschehene denken, an die Diagnose und die Prognose, die mir mein betreuender Arzt vor ein paar Stunden eröffnet hatte. Die Sonne verschwand hinter einem Schleier. Es schien mir, als schwämmen meine Augen in einem Meer von Tränen. Endlich, endlich konnte ich weinen. Wie erleichtert ich war. Musste ich dazu erst krank werden?
Ich raste mit hundert Stundenkilometern über die Landstrasse, auf beiden Seiten lange Baumreihen. Ich schaute in die Ferne, die Konturen der herbstlichen Landschaft nahm ich nur noch verschwommen wahr.
Wie wäre es, wenn ich gerade hier und jetzt in einen Baum fahren würde? Gedanken über Selbstmord begleiteten mich selten, und wenn, dann verflogen sie schnell wieder. Ich war viel zu feige, zu schwach, überhaupt nur an Selbstmord zu denken, geschweige denn meinem Leben tatsächlich ein Ende zu machen. Ein Selbstmord schien mir gegen die Natur, obschon ich alle anderen Selbstmörder verstehe. Ein Selbstmord würde mich von meinem momentanen unendlich tiefen Seelenschmerz erlösen.
Oder auch nicht.
Ich würde aber durch eine Selbsttötung nie erfahren, wie es ist, bei vollständig intakter geistiger und psychischer Verfassung Arme und Beine nicht mehr bewegen zu können. Nie erfahren, wie es ist, von Menschen und Maschinen physiologisch abhängig zu sein. Soziale, finanzielle Nöte erleben zu müssen.

Oder zu dürfen und damit eine lehrreiche Lebensreise zu beginnen. Plötzlich wurde ich aus meinen Gedanken gerissen. Ein Reh stand da, ganz plötzlich. Ich bremste. Meinen Herzschlag verspürte ich bis zum Hals und mir wurde übel. Ich hatte keine Zeit, lange und professionell über die notwendigen Handlungen nachzudenken. Das Auto kam ins Schleudern, überschlug sich mehrere Male und landete in einem Graben. Ich dachte daran, dass ich eigentlich noch nicht sterben wollte. Ich wurde aus dem Auto geschleudert.
Dunkelheit wurde von einem blendend weissen, gleissenden Licht abgelöst. Ich lag im Gras auf dem Rücken. Ich öffnete die Augen und stellte erleichtert fest, dass es sich nicht um das Licht des Todes, sondern um das Licht der warmen Sonne handelte. Herbstlicher Geruch von welkenden Blättern erinnerte mich an meine Kindheit. Warmes Blut lief mir aus Nase und Mund. Ich war zu schwach, um nach Hilfe zu rufen. Die Unbeweglichkeit und Atemlosigkeit hinderten mich daran. Ich versuchte, mich zu bewegen, und merkte, dass meine Lage aussichtslos war. Es blieb mir nichts anderes übrig, als mich dem, was geschehen würde, hinzugeben. Die Stille gab mir die Möglichkeit, mich in meine Gedanken zu vertiefen. Ich erinnerte mich an verstorbene Freunde, Familienangehörige und Bekannte.
Ob sie mich sehen konnten?
Mein Blick wurde gläsern, und die Laubbäume widerspiegelten sich in den dunklen Augen. Ein Film spielte sich in meinem Kopf ab. Ein Film, der immer wieder von neuem zurückspulte und nie zu Ende zu gehen schien. Ich erkannte, dass der Film viel zu weit zurückgespult hatte. Die Reise, sie glühte wie ein Funken durch meine Gedanken. In ungekannter Ruhe erinnerte ich mich wieder an die Leiche meines Traumes, meiner Reise.
Tränen rannen über meine Wangen, vermischten sich mit meinem Blut. Ich schloss meine Augen. Ein Schmetterling liess sich auf meiner Brust nieder und wärmte sich an der herbstlichen Sonne. Ich spürte, dass ich nur noch wenige Minuten zu leben hatte, und wollte den Augenblick zwischen Leben und Tod auf meinem unbekannten Weg, den ich nach meinem Leben beschreiten würde, mitnehmen.

Reisen

Reise mit einer Leiche
Ich stand neben meiner Kollegin in einem Leichenraum. Es handelte sich um einen kleinen Raum und nicht um eine der typischen sterilen Leichenhallen. Auch war die Leiche, die auf einem Alutisch aufgebahrt war, die einzige im Raum. Ich sah mich selbst im Traum nicht dort stehen, aber ich fühlte es. Meine Kollegin blieb während des ganzen Traumes verschwommen, dennoch wusste ich, dass es sich um meine Kollegin handelte. Mein Blick konzentrierte sich auf die Leiche, die bis zum Kinn mit einem weissen Tuch zugedeckt war, so dass man lediglich ihren Kopf wahrnehmen konnte. Die Augen waren geschlossen und ihre halblangen, geraden, schwarzen Haare schön gebürstet. Das Gesicht schien bleich und wachsig, glänzte aber nicht, und die Gesichtszüge liessen erraten, dass es sich um eine knapp zwanzigjährige Frau gehandelt haben muss, deren Wachstum noch nicht ganz abgeschlossen gewesen war.
Mit einem Schaudern stellte ich fest, dass die Leiche, die vor uns lag, meinen eigenen Körper darstellte.

Ich und meine Kollegin beschlossen, meinen toten Körper im Elternhaus, in meinem ehemaligen Kinderzimmer aufzubahren. Wir wickelten ihn in ein weisses Leinentuch ein und banden um Hals und Fussgelenke eine dicke Schnur.
Später lag mein verstorbener Körper auf einem Eisengestell in meinem Zimmer. Ich stand neben meiner Leiche und versuchte, die wächserne, bleiche Stirn zu berühren, was mir beim ersten Mal nicht gelang. Eine magische unbekannte Kraft hielt mich davon ab, meinen ausgestreckten Arm nach unten zu drücken, und meine Hand schwebte über der Stirn der Leiche. Schliesslich konnte ich die mir unheimlich vorkommende Kraft überwinden und stellte fest, dass sich die Stirn eigenartigerweise warm anfühlte.
Dann hob ich das Leinentuch und sah auf die Beine. Das eine war

bläulich, das andere bleich wie alle anderen Extremitäten des Körpers.

Meine Kollegin kam ins Zimmer und machte mit heftigen Gesten darauf aufmerksam, dass ich schnell mitkommen solle. Ein paar Schritte vor meinem Zimmer, im Flur, sah ich meinen schwarzen Labrador am Boden liegen. Er lag auf der Seite und atmete nicht mehr. Ich wusste, dass der Hund tot war.

Was nun?

Ratlos standen wir für kurze Zeit da, dann bückten wir uns, um uns seines Todes zu vergewissern. In diesem Augenblick sprang mein Hund auf, rannte, ohne mit den Beinen den Boden zu berühren, ja flog in das Nebenzimmer und sprang dort über die hölzerne Balkonbrüstung. Ich wusste, dass mein Hund meinte, er könne fliegen.

Doch wie war das möglich, vorher war er doch noch tot?

Es sah aus, als flöge seine Seele aus dem Fenster. Wir hörten einen dumpfen Schlag, gefolgt von einem Gejaule, wie ich es nie mehr vergessen werde. Es war kein Hundewinseln, eher ein Schreien, was meine Kollegin völlig in Panik versetzte.

Wir holten meinen Hund ins Haus. Als er wieder auf der Seite lag, so wie gerade vor dem Sprung seiner Seele aus dem Haus, entdeckte ich in seinem rechten Brustkorb ein Loch, das aussah, als wäre ein Fetzen Fleisch herausgerissen worden. Ich konnte in den Körper meines Hundes sehen und stellte fest, dass seine inneren Organe zusammengefallen waren und zum Teil auch fehlten. Sein innerer Brustraum wirkte dadurch leer. Ich nahm an, dass seine Innereien bereits verwest oder ausgetrocknet sein mussten, obschon er erst gestorben war. Ich sah seine Brustwirbelsäule und die Rippen, die rötlich schienen, weil die Knochen zu meinem Erstaunen noch etwas frisches Fleisch an sich hatten. Während meine Kollegin sich vor Aufregung und Ekel ständig übergab, versuchte ich mich um den Labrador zu kümmern. Ein eigenartiger Schmerz in meinem Brustraum drückte aus, wie sehr es mir Leid tat, dass wir einfach so annehmen konnten, der Hund sei tot. Er litt leise vor sich hin. Mich plagte ein schlechtes Gewissen.

Meine Kollegin und ich hatten das Gefühl, meine Leiche sei in unserem Hause nicht willkommen, nicht gut untergebracht und bringe Unglück. Die Leiche musste also schnellstmöglich wieder zurück, wo sie herkam.
Doch woher kam sie überhaupt?
Obschon ich die Leichenhalle nicht genauer beschreiben konnte, spürte und wusste ich, wohin mein toter Körper gehörte.
Im Traum beschloss ich, den Leichentransport mit meinen besten Freunden, es waren drei, zu unternehmen. Kein Trauermarsch, kein schwarzer Leichenwagen, keine weinenden Menschen begleiteten uns. Eine Reise begann.
Die Reise, die ausserordentlich aufregend, interessant und beinahe schon vergnüglich war, brachte uns in verschiedenste Lebenslagen, wir kamen uns wie Pioniere auf der Suche nach einer unbekannten, vergangenen Welt vor, wie man sie aus Abenteuerromanen kennt. Unsere Reise war ein ausgesprochen turbulentes, sportliches, körperlich das Äusserste herausforderndes Unterfangen: wunderbare Fahrten mit Kanadierbooten durch wilde Flüsse des Canyons, Gleitschirmflüge mit überwältigender Aussicht und blauem, wolkenlosem Himmel, Wanderungen über schöne Berglandschaften, Waten durch kleine Bergbäche. Das mir seit Jahren bekannte Fernweh liess mein Herz höher schlagen. Bunte, goldbraune Bäume und der Geschmack nach verbranntem Holz zeigten uns den Herbst von der wärmsten Seite.
Jedes Mal, wenn ein Reiseabschnitt dem Ende zuging, nahmen wir an, meinen toten Körper am Ziel zurücklassen zu können. Eine magische Kraft versetzte uns jedoch wieder an den Anfang einer neuen und noch spannenderen Reise. Es erschien mir keineswegs unangenehm, dem Ziel noch nicht näher zu sein, und ich freute mich auf jede neue Reise, die folgen sollte.

Während einer der Reisen verschwand meine Leiche ganz plötzlich. Oh nein, wir hatten sie verloren! Ich spürte, dass der Verlust für mich verheerende Folgen haben könnte, wusste aber wiederum nicht, in welchem Ausmass und welcher Art.
Wir mussten meinen verstorbenen Körper deshalb unbedingt

suchen und finden. Auf unserer Suche durch Mooslandschaften stiessen wir auf ein altes, etwas mitgenommenes Haus, wo eine Grossfamilie wohnte. Die Mutter der Familie stand draussen im Garten und hängte Bettlaken zum Trocknen an eine Wäscheleine. Nachdem ich und meine Freunde der Frau unsere miese Lage erläutert hatten, zitierte sie ihre vielen Kinder herbei. Das Kleinste von ihnen lachte verschmitzt und gestand, meine Leiche im nahe liegenden Weiher versenkt zu haben. Die Mutter war über den Streich gar nicht erfreut und befahl dem Kind mit strengen Worten, die Leiche herauszufischen und sie mir zurückzugeben. Obschon mir die Leiche wichtig war, konnte ich dem Kind nicht böse sein und strich ihm lächelnd über den Haarschopf. Während meine Freunde und ich zum Weiher schritten, schaute ich das vor uns her gehende Kind genauer an und stellte verwundert fest, dass es eigentlich nicht wie ein Mensch aussah. Kurz vorher sah das Geschöpf doch gerade noch wie ein Menschenkind aus. Mir wurde klar, dass ich lediglich im Traum wusste und fühlte, es sei ein Kind. Tatsächlich handelte es sich aber um ein kleines Entlein mit grossem, goldgelbem Wuschelkopf.

Das Menschen-Entenkind watschelte zum Weiher. Ich konnte das weisse Tuch und den Umriss meiner Leiche im Weiher gut sehen, da das Wasser nicht tief und sehr klar war. Das kleine Entenkind tauchte unter und zog die für das zarte Geschöpf etwas schwer erscheinende Leiche aus dem Wasser. Das Entenkind überreichte mir die Leiche, wir bedankten uns und gingen unseren Weg weiter.

Nach einigen Reisen spürte ich die Nähe unseres Zieles. Mit meinem toten Körper auf den Armen rutschten wir ein unendlich langes, schmales Treppengeländer hinunter. Am Ende konnten wir nicht mehr bremsen, flogen durch Luft und Raum und landeten auf dem Platz, der zu unserem Ziel gehörte. Wir mussten nur noch hinter das vor uns stehende mächtige Haus gehen. Die Reisen waren überaus schön, jedoch anstrengend, und ich hoffte, dass uns nicht noch ein Hindernis an den Anfang einer weiteren Reise bringen würde. Ich war zu erschöpft. Aber ich spürte, dass wir am Ziel angelangt waren; der Rest würde nur noch ein Leichtes sein.

Im Schlaf hörte ich die Bremsen eines Lastwagens quietschen, und ich erwachte mit heftigem Herzklopfen. Der Traum wurde beendet, bevor ich erfuhr, ob wir meine Leiche tatsächlich zum Ziel bringen konnten und vor allem bevor ich wusste, was das Ziel war. Während des Traumes verspürte ich weder Angst noch eine Belastung, sondern eher eine Unbeschwertheit, die ich während des Aufwachens und auch später noch mit dem Traum, mit der furchtbaren und makabren Tatsache, mich als Leiche gesehen zu haben, nicht vereinbaren konnte.

Ich erkannte noch nicht, welche Tragweite der Traum haben sollte.

Erst mehr als zehn Jahre später begann ich zu verstehen: Meine Krankheiten begannen im Jugendalter. Scheinbar hatte ich damals das Gefühl, mein Körper sei für immer gestorben. Ich sehnte mich so sehr, wieder «normal» gehen zu können, auf Berge zu steigen, Blumenwiesen und Bäche zu durchwaten, den Duft harziger Tannen im Walde wahrnehmen zu dürfen. Ich sehnte mich danach, die Welt zu bereisen.

Ich musste lernen, in meinen Gedanken zu reisen, mich an den «kleinsten» Dingen zu erfreuen. Erst viel später, nachdem meine Krankheiten einen Namen hatten, konnte ich meinen Körper und damit meine Seele wieder «zum Leben erwecken», indem ich meine Krankheiten zu akzeptieren begann. Und erst da fing ich an zu reisen: in Gedanken und in andere Welten, Sitten und Länder unserer und meiner Welt.

Reise auf dem Traumschiff

Zehn Jahre nach meinem Traum «Reise mit einer Leiche», 2003, führte mich eine wirkliche Reise mit Freunden aus der Schweiz nach Venedig, wo wir uns auf ein 700-Passagier-Schiff einschifften. Mich begleiteten meine beste Freundin, mein Arzt und seine Tochter sowie ein Pflegeleiter einer Intensivstation. Von Venedig führte uns die Mittelmeerreise nach Dubrovnik, Katakolon, Istanbul, Athen, Mykonos, Santorini, Korfu und schliesslich über Venedig zurück in die Schweiz. Sieben Tage waren wir unterwegs und leisteten Pionierarbeit: Eine über Nasenmaske beatmete, im Elektrorollstuhl sitzende Patientin bereist Länder und Sitten, wie es wohl kaum je gesehen wurde.

Wir hatten alles dabei. Eine halbe Intensivstation füllte unseren gemieteten Kleinbus: Absauggerät, Abhustgerät, Beatmungsgeräte, Bronchoskop, Notfallkoffer, Pflegeutensilien, Notprozedere, Notnummern – neben ganz wenigen Kleidern. Viele Monate im Voraus alles bis ins kleinste Detail durchdacht, dachten wir.

Die Belastbarkeit meiner vier Begleiter Jan Lory, Dana Schmitt, meines Arztes Franz Michel und seiner Tochter Noëmi wurde schon auf der Reise nach Venedig auf die Probe gestellt. Mein Elektrorollstuhl war in unserem Auto von all den in Kisten verpackten medizinischen Hilfsmitteln so eingeklemmt, dass mich meine starken Begleiter auf dem Buckel vom Autoparkplatz zur Toilette der Autobahnraststätten tragen mussten und der Arzt die Beatmungsmaschine auf einem Fahrgestell hintennach schleppen musste. Selbstverständlich hatte ich das Bedürfnis, fast jede zweite Stunde der siebenstündigen Fahrt aufs Klo zu müssen – wie es sich bekanntlich für eine Frau gehört.

Auf dem Schiff in Venedig angekommen, war den beiden Herren, Pfleger Jan Lory und Arzt Franz Michel, schnell mal klar, dass ich mich mit dem Elektrorollstuhl weder auf dem Schiff noch an Land vorwärtsbewegen konnte. Improvisation und Innovation waren gefragt. Während ich mich in der engen rollstuhlgängigen Schiffskabine auf dem schmalen Bett ausruhte, fand vor der Kabinentür «Bastelstunde mit Jan und Franz» statt.

Meine Begleiterin Dana Schmitt stiess, als sie unsere gemeinsame Kabine betrat, einen Freudenschrei aus: «Wau, ein Fernseher. Den brauche ich unbedingt zum Einschlafen.»

Nachdem ich mich hingelegt hatte, packte sie meinen Kleiderkoffer aus, stöhnte laut vor sich hin und fragte mich, ob ich den ganzen Haushalt mitgenommen habe.

Lässig und mit stolzem Lächeln schwenkten die Herren Lory und Michel nach einer Stunde meinen umgebauten Handrollstuhl in unsere Kabine.

Dana und ich mussten beim Betrachten des Kunstwerkes das Lachen verkneifen. Wahrhaftig, eine patentwürdige Improvisation stand vor uns: ein Handrollstuhl, an dessen Rückenlehne meine Beatmungsmaschine mit Seilen angeknotet hing. Unter dem Sitz des Rollstuhls hing die Batterie zur Beatmungsmaschine. Ich war begeistert. Noch nicht ahnen konnte ich, dass mir die Batterie der Beatmungsmaschine bei jedem Landgang meinen Hintern «versohlen» würde. Hauptsache jedoch, wir kamen an Land. Problem Mobilität schien gelöst zu sein.

Ein paar Stunden, nachdem wir es uns auf dem Schiff gemütlich gemacht hatten, musste ich den angesammelten Schleim in den Bronchien abhusten. Dazu verwende ich ein spezielles Abhustgerät. Es presst Luft in die Lungen und saugt diese wieder wie ein Staubsauger heraus, indem das Gerät ein Vakuum aufbaut. Insider nennen das Abhustgerät deshalb liebevoll «Staubsauger». Das Ding ist ein wahrer Segen. Wenn es funktioniert. Wenn nicht, wird es sehr unangenehm. Dann muss der Schleim in den Bronchien durch Absaugen mit einem Katheter über den Mund oder die Nase herausgeholt werden, solange kein Luftröhrenschnitt vorhanden ist. Würgen, Husten, Keuchen, Hyperventilieren, Pressen und so weiter. Eine scheussliche Prozedur.

Ich drückte also auf den Power-Knopf des Abhustgerätes, doch hörte ich lediglich ein leises Stöhnen des Motors. Wir versuchten alles, wir gaben alles und schafften es trotzdem nicht, das Gerät zu motivieren. Eigenartigerweise funktionierten alle anderen Geräte am Strom tadellos; von der Beatmungsmaschine bis hin zum Laptop. Nur das Abhustgerät nicht.

Es eilte. Ich keuchte und brodelte immer lauter vor mich hin. Dana rannte in die um ein Stockwerk unter uns liegende Kabine von Jan, wo wir all die medizinischen Geräte untergebracht hatten, um das Absauggerät zu holen. Franz Michel suchte einen gut bedienbaren Abstellplatz für das Gerät, was in der sehr engen Kabine nicht allzu einfach war, während Dana Jans Kabine auf den Kopf stellte. Mit begeistertem Blick auf das kleine Pult, auf dem der Fernseher stand, schnitt Michel das Kabel der «heiss geliebten Flimmerkiste» durch und stellte diese vor die Tür. Dana, mit dem Absauggerät zurückgekehrt, stand wie gelähmt da, mit weit aufgerissenen Augen, der Unterkiefer nach unten hängend. Michel nahm ihr das Gerät aus den Händen und stellte es kurzerhand dorthin, wo einmal Danas Schlafmittel, der Fernseher, gestanden hatte.

Während Jan mich absaugte, sass Dana auf meinem Bauch und drückte mit ihren Händen bei jedem Hustenreiz mein Zwerchfell nach oben. Gequält schaute ich zu Franz Michel, der sich an mein Abhustgerät ranmachte. Mit dem Taschenmesser – einem echten Schweizer Taschenmesser – begann er, die Maschine auseinander zu schrauben, zerlegte Elektrobestandteile und ordnete diese schön auf Danas Bett. Es wurde während der ganzen Reise eine von Danas Hauptaufgaben, allabendlich ihr Bett vor dem Schlafengehen von irgendwelchen Absaugschläuchen, Elektrobestandteilen und medizinischen Geräten, die Franz Michel und Jan Lory liegen gelassen hatten, zu befreien.

Als ich meinen Arzt so vor sich hin grübelnd, einen Motorteil des Abhustgerätes in seinen Händen, auf dem Bett sitzen sah, konnte ich einfach nicht mehr, ich musste lachen. Ein groteskeres Bild hätte er nicht geben können: Dana und Jan kämpften, damit ich wieder zu etwas mehr Luft kam, der Arzt nahm mein scheinbar defektes Abhustgerät auseinander. Er war sich sicher, weshalb das Gerät nicht mehr funktionierte: Irgendetwas schien mit dem Motor nicht zu stimmen.

Plötzlich blinkte die kleine Notlampe schrill, gemein neonfarbig. «Ihre Aufmerksamkeit, bitte ...», sprach eine nette Stimme etwa zum fünfzehnten Mal dermassen laut aus dem Lautsprecher, dass wir unser eigenes Wort nicht mehr verstanden.

Ich hätte sie erwürgen können, die nette Frauenstimme aus dem Lautsprecher.

Während Jan und Dana weiter versuchten, den zähen Schleim aus meinen Bronchien zu bringen, Franz Michel mit analytischer Vorsicht nach dem Grund des Maschinenversagens suchte, fand draus-

sen auf dem Deck die so genannt obligatorische «Seenotübung» statt.
Eine Woche später sollte sich herausstellen, dass das Abhustgerät vollkommen funktionstüchtig gewesen war. Wir dachten einfach nicht daran, dass die Stromzufuhr auf einem griechischen Schiff mit der Maschine nicht übereinstimmen könnte.

Wohl war ich noch niemals so schnell umgezogen wie am ersten Abend unserer Schiffsreise. Dana und ich waren immer noch damit beschäftigt, unsere Kabine vom Schlachtfeld unserer persönlichen «Seenotübung» zu befreien, und vergassen die Zeit gänzlich.
Es klopfte an unserer Tür. Unser Freund und Begleiter Franz Michel stand im schwarzen Anzug, die Haare sorgfältig und korrekt mit einem Kamm gebändigt und nach einem guten Männerparfum duftend vor uns. Der Anblick versenkte Dana und mich fast ins Koma. Wir hatten die Zeit völlig vertrödelt und vergessen. Zudem hatte ich meinen Arzt noch nie zuvor so vornehm gekleidet gesehen.
«He, was ist los mit Ihnen! Hopp, aber bitte schnell. Es ist sieben Uhr und Essenszeit», forderte Franz Michel.
«Ja, wir kommen gleich», sagte Dana.
Autoritären Blickes antwortete Franz Michel: «Also in dieser Kleidung können Sie unmöglich zum Essen erscheinen. Galakleider sind angesagt. Haben Sie das Programm des Abends nicht gelesen? Galakleider sind Pflicht!»
Ich wusste nicht recht, ob es Franz Michel mit seinem strengen Auftreten ernst meinte oder ob er uns auf den Arm nahm. Jedenfalls habe ich ihn noch nie so autoritär erlebt. Wir versprachen, in einer Viertelstunde – selbstverständlich in Galakleidung – an Tisch 53 im Speisesaal zu erscheinen.
Dana und ich gaben in dieser Zeit alles: Haare waschen, föhnen, kämmen und stylen, schminken, Kleidung wechseln.
Wie zwei gescholtene Sünderinnen krochen wir beinahe auf allen Vieren in den Speisesaal, um ja nicht aufzufallen. Schliesslich waren wir um eine Viertelstunde zu spät. Wir wollten keinesfalls, dass uns jemand der 700 Passagiere anstarren würde. Von wegen: alle starrten sie uns an, wegen meiner Behinderung und meines

Rollstuhls. Aber an das dachten wir nicht. Schliesslich fühlten wir uns nicht behindert, eher verhindert.
«Nein, einfach nicht zu glauben! Sieh dir das mal an», rief Dana entsetzt und begann gleichzeitig zu lachen. Alle Passagiere sassen in ihren verschwitzten, legeren Reisekleidern und Trainingsanzügen im Speisesaal.

Am dritten Tag, morgens um drei Uhr, musste mein Arzt eine Bronchoskopie durchführen, um meine Bronchien vom zähen, angesammelten Schleim zu befreien. Wieder sass Dana auf meinem Bauch, um mich beim Abhusten zu unterstützen, während Franz Michel und Jan Lory mich mit dem Bronchoskop absaugten, Noëmi assistierte. Meine Begleiter kamen mächtig ins Schwitzen, um meinen Zustand stabil halten zu können.
Nach einer Stunde war die Krise endlich überstanden und ich schlug die Augen wieder auf. Dana sass immer noch auf meinem Bauch. Ich zeigte auf meinen Unterbauch und machte mit Gesten darauf aufmerksam, dass ich dringend auf die Toilette gehen müsse, in der Hoffnung, dass Dana endlich mit dem Bauchdrücken aufhören würde. Sprechen konnte ich noch nicht, denn ich war zu schwach.
Jan und Dana halfen mir, an den Bettrand zu sitzen. Mein Kreislauf war völlig instabil, mir wurde schwindlig und eine Schwäche überkam mich. Wenige Minuten später fand ich mich wieder auf meinem Bett liegend, meine Blase immer noch voll. Ich schlug die Augen auf und fragte:
«Was macht ihr alle da?»
Franz Michel begann müde die Utensilien des Bronchoskops zu reinigen. Dana und Jan sassen erledigt auf meinem Bett. Wie konnte ich nur eine so blöde Frage stellen. Aber ich wusste nicht mehr, was geschehen war.
«Was ist geschehen? Ich verstehe nicht», fragte ich weiter. Ich hatte das Bedürfnis, über die Gründe meines Kollapses zu reden und diese zu erörtern.
«Erholen Sie sich jetzt von den Anstrengungen. In ein paar Stunden sind wir in Istanbul», empfahl mein Arzt.
«Ich verstehe immer noch nicht», beharrte ich auf einer Erklärung.

Meine Begleiter waren sichtlich erschöpft und sehnten sich nur noch danach, endlich schlafen gehen zu können. Ich gab schliesslich auf und sprach die notfallmässig durchgeführte Bronchoskopie während der ganzen Reise nicht mehr an.
Ein paar Stunden später standen wir trotz der schlechten Nacht mit wenig Schlaf in Istanbul vor der Blauen Moschee und hatten erneut ein Problem. Meine Begleiter zogen ihre Schuhe aus. Doch wie kam ich mit meinem Rollstuhl in das Glaubenshaus, ohne den heiligen Boden mit meinen dreckigen Pneus zu berühren? Schliesslich wollten wir die Sitten des Landes keinesfalls verletzen, und mein grösster Respekt galt dem Volk Istanbuls. Aber ich konnte ja nicht meine Pneus ausziehen. Schliesslich trugen mich meine Begleiter mit Hilfe des Imam schwebend in die Moschee. Unser Führer legte über den heiligen Teppich einen alten, den ich mit meinen Rollstuhlpneus berühren durfte. Tief bewegt und beeindruckt sass ich mit meinem Rollstuhl und meiner Beatmungsmaschine in der Moschee und spürte diese Vollkommenheit.
«Hören Sie es?», fragte mein Lungenarzt Franz Michel und führte mich unter die grosse Kuppe.
Ich lauschte.
Was er wohl meinte?
Ich vernahm zuerst nur Stille, zwischendurch Geflüster von Besuchern, die ihre Bewunderung über die Geschichte und Architektur der Hagia Sophia ausdrückten. Doch jetzt hörte ich es, das Geräusch. «Tsch ... tsch ... tsch ... tsch», hallte meine Beatmungsmaschine, mein Atem in der Hagia Sophia.
Mit Tränen, im Rollstuhl sitzend, hoch hinauf zur Kuppel starrend, dem Geräusch lauschend, fühlte ich zum ersten Mal, seit ich auf eine Beatmungsmaschine angewiesen war, eine tiefe Verbundenheit zu ihr.

Am letzten Tag unserer Schiffsreise durften wir endlich die Wärme der Sonne spüren. Der Wind war jedoch bitter kalt, was aber die Passagiere nicht davon abhielt, auf den Liegestühlen am Swimmingpool den wunderschönen Nachmittag zu geniessen. Warm angezogen lagen auch wir dort, lasen in unseren Büchern, philo-

sophierten und assen vom üppigen Buffet köstliche Lachsbrötchen, bis uns fast die Bäuche platzten.
«Eigentlich könnten wir zur Feier des letzten Tages mit Sonnenschein noch baden», sagte ich zu Dana und schaute zum Swimmingpool.
«Spinnst du! Das Wasser ist unglaublich kalt. Zudem windet es», antwortete Dana entsetzt. «Und überhaupt: Ich habe meine Beine nicht rasiert», fuhr sie weiter.
Meine Begleiter waren sichtlich nicht begeistert von meiner Idee, bei dem saukalten Wetter zu baden. Schliesslich schaffte ich es trotzdem, Jan Lory und Franz Michel von meinen Badegelüsten zu überzeugen. Sie entwickelten eine Strategie, wie sie mich mit möglichst wenig Anstrengung in den Swimmingpool transferieren konnten: Es musste die Beatmungsmaschine vom Rollstuhl abmontiert und neben den Swimmingpool gestellt werden, das Ventil des Beatmungsschlauches durfte nicht nass, der Kopf musste stabilisiert werden und so weiter.
Während Jan Lory und Franz Michel am Swimmingpool diskutierten, gingen Dana und ich in unsere Kabine, um die Badekleider anzuziehen. Dana war immer noch nicht überzeugt. Sie hatte vom vielen Schleppen der Kisten mit medizinischem Material riesengrosse blaue Flecken an den Oberschenkeln und genierte sich. Unbedingt wollte sie sich die Beine rasieren.
Zugegeben, der Wind war wirklich kalt. Doch nichts konnte mich von meinem Bad abhalten. Dana zog mir einen steifen Halskragen und die schiffseigene Seenotweste an.
Als mich Jan Lory und Franz Michel ins Wasser des Swimmingpools transferierten, hörte ich eine ältere, sich auf dem Liegestuhl ausruhende Dame, wie sie entsetzt ausrief: «Nein, jetzt gehen die doch mit dem armen Mädchen ins kalte Wasser!»
Die Dame konnte natürlich nicht wissen, dass ich es war, die unter allen Umständen in den Swimmingpool wollte und meine Begleiter zuerst dazu überzeugen musste.

Die Heimfahrt Venedig – Schweiz mit unserem Kleinbus war anstrengender als die gesamte Schiffsreise. Bereits auf dem Schiff erkannten der Pflegeleiter und mein Arzt, dass meine Atmung mit einer Nasenmaske nicht mehr sicher genug sein würde. Durch die zunehmende Lähmung der Schlundmuskulatur verlor ich nachts zu viel Beatmungsluft durch den Mund, die ich unbedingt tagsüber zur Erholung gebraucht hätte. Zudem litt ich an Krämpfen der Schlundmuskulatur und bekam immer weniger Luft zum Atmen. Ich hätte es selbst nicht erkannt, hätte nicht jemand auf dieser Schiffsreise in meiner Kabine übernachtet und die Alarme der Beatmungsmaschine gehört. Wir hofften dennoch auf eine gewisse Erholung. Mein Arzt und Reisegenosse Franz Michel veranlasste deshalb noch auf der Heimreise eine Aufnahme im Krankenhaus. Aus einer geplanten Nacht zur Erholung im Krankenhaus wurden jedoch drei Monate Spitalaufenthalt. Ich kämpfte um mein Leben. Gerade nur eine Woche später musste nach einem Atemstillstand notfallmässig ein Luftröhrenschnitt gemacht werden, um meine Atmung sicherzustellen und damit mein Leben zu retten.

Lebensfreude

Fragen
Konnte ich schon im Bauch der Mutter denken, hören, fühlen, riechen und sehen?
Warum bin ich geboren?
Ist mein Leben vorbestimmt?
Ist der Zeitpunkt meines Sterbens bereits festgelegt?
Werde ich sterben, weil ich geboren wurde?
Ist unser Planet Erde wie eine Gebärmutter?
Wird mich mein Leben – wie einst meine Mutter – durch mein Sterben in eine andere Dimension gebären?
Ist Sterben mit Gebären gleichzusetzen?
Ist mein Leben das Paradies?
Ist mein Leben eine Reise?
Endet das Universum irgendwo, irgendwann?

Wo?
Wie?
Wer?
Was?
Wann?
Warum?
Welche?

Hat der Mensch die Fragen entworfen, erfunden?
Oder wurden sie ihm aufgetragen, damit er ein Leben lang nach Antworten suchen muss?
Um seinem Leben einen Sinn zu geben?

Kinderphilosophien

«Ballon aufblasen!», fordert mich die zweieinhalbjährige Nuria auf und zeigt auf die Kanüle meines Luftröhrenschnittes.

Ihre kleinen Hände durchwühlen bereits die Seitentasche meines Rollstuhls und suchen die Spritze, mit der man den so genannten Cuff, den Kanülenballon, aufblasen kann. Nuria hat mich oft beobachtet, wie ich mit der Spritze den Ballon auffüllte.

Ich entferne für ein paar Sekunden meinen Beatmungsschlauch von der Kanüle und drücke mit dem Zeigefinger das Loch der Kanüle zu, um meiner Stimme einen kräftigeren Ausdruck zu verleihen.

«Aber du darfst mit der Spritze nur wenig Luft in den Ballon der Kanüle blasen», erkläre ich.

Klein-Nuria stampft mit ihren kleinen Füssen, schaut mich mit grossen Augen an, nimmt meinen Beatmungsschlauch, legt ihn mir in die Hand, zeigt auf meinen Luftröhrenschnitt und sagt: «Nein, wieder atmen!»

Sie gibt nicht Ruhe, bis ich mich wieder an die Beatmungsmaschine anschliesse.

«Und jetzt Medikament geben», fährt sie fort und steigt auf mein Rollstuhlfussbrett. Sie guckt unter meinen Pullover, zeigt auf meine Magensonde.

«Bauchnabel», stellt sie fest.

Ich muss lachen: «Ja, ja, Nuria. Ich habe einen zweiten Bauchnabel.»

«Bobo?», fragt sie besorgten Blickes.

«Nein, nein, Nuria. Es tut mir nichts weh. Kein Bobo.»

Beruhigt steckt sie die Spritze mit ihren kleinen Händchen auf den Adapter meiner Magensonde. Stolz giesst sie mit noch ungeschickten Handbewegungen die in Wasser aufgelösten Medikamente in die Spritze.

«Blubb, blubb!», quietscht sie vergnügt und beobachtet mit glänzenden Augen, wie die Flüssigkeit langsam aus der Spritze durch das Schläuchlein in meinen Magen läuft.

Seit Wochen liege ich nun im Krankenhaus, weil sich meine Atmung

verschlechtert hat. Die kleine Nuria ruft mich an. Sie hat das Telefonieren entdeckt.
«Warum im Spital?», fragt sie mich.
«Weil ich Bobo hatte», antworte ich.
«Warum?», fragt Nuria.
«Ehm, ich konnte nicht mehr gut atmen», erkläre ich ihr.
«Warum?», bohrt sie weiter.
«Ehm ...» Ich bin mit meinem Latein am Ende und weiss nicht, wie ich dem kleinen Mädchen erklären soll, dass ich krank bin.
«Immer noch im Spital?» Nuria atmet laut in den Telefonhörer.
«Ja, aber nicht mehr lange. Noch zehn Mal schlafen, dann komme ich wieder nach Hause», antworte ich aufmunternd.
«Immer noch Bobo?», fragt sie besorgt weiter.
Ich erkläre ihr, dass es mir wieder gut gehe und wir bald zu Hause würden herumtoben können.
«Warum?» Wieder eine «Warum-Kinderfrage», die ich nicht zu beantworten weiss.
«Gut atmen», sagt sie zum Schluss bestimmt und hängt auf.

Ich bin berührt. So klein Nuria auch ist – sie kann ja kaum sprechen –, realisiert sie bereits genau, wie es um mich steht, ich kann ihr nichts vormachen. Umso mehr Mitgefühl und Liebe kann ihr Herzchen vermitteln. Ich bewundere sie, mit welcher Offenheit und Selbstverständlichkeit sie mir und meiner Krankheit begegnet. Wie gelassen sie mit meinem Beatmungsschlauch, meiner Kanüle, meinem Loch im Hals, meiner Magensonde, meinem grossen Elektrorollstuhl, meinen elektronischen Türen umgeht, während Erwachsene mein Leben als eine Leidensqual vorverurteilen.

Spaziergänge im Paradies
Die Spaziergänge durch Wälder und Wiesen bringen mich zur Überzeugung, dass wir uns hier und jetzt auf Erden im Paradies befinden müssen. Ich kann mir kaum vorstellen, dass es irgendwo überwältigendere Eindrücke gibt, als sich in eine Pusteblumenwiese zu legen, einen Vogel bei der Futtersuche zu beobachten und dabei

mit ihm ins Zwiegespräch zu kommen, den Geruch der Getreidefelder wahrzunehmen oder einfach auch nur einem Schmetterling den Finger zum Ausruhen anzubieten. Es sind diese Momente, in denen ich mich mit der Natur vereint fühle, während denen mich unendliche Dankbarkeit und Freude einholen. Momente, die mich demütig sein lassen und mich zu Tränen rühren. Endlichkeit wandelt sich in Unendlichkeit. Es gibt keine Worte für das, was ich im Herzen spüre, was ich mit meinem Intellekt zu verstehen versuche. Wenn es einen Gott oder Götter gibt, Engel, Fabelwesen oder an was auch immer ein Mensch glaubt, müssten sie sich inmitten der Natur, unserem Paradies befinden.

Auf meinen Spaziergängen durch den Wald fühle ich mich in Sicherheit, mitten im Leben geborgen. Es gibt Menschen um mich, die sich Sorgen machen, mir könnte etwas auf meinen Alleinspaziergängen geschehen. Es könnte die Beatmungsmaschine aussetzen, ein Schlauch abfallen, ich könnte mit dem Elektrorollstuhl umkippen oder ein Täter könnte mich überfallen. Nun, ich könnte geradeso gut zu Hause umfallen, den Notruf nicht auslösen können und am Boden vor mich hin vegetieren, weil es niemand wüsste. Umso sicherer fühle ich mich in unserem Paradies. Diese Spaziergänge sind meine persönlichen kleinen Reisen. Es gäbe keinen schöneren Ort zu sterben als vereint mit der Natur im Walde, während eines Spaziergangs im Paradies.

Lebenslauf

«Was, ihr heiratet?»
Hochzeitsvorbereitungen
«Schon nervös auf die Hochzeit?»
Die Hochzeit fand statt.
«Wie war die Hochzeit?»
Wenige Monate nach der Hochzeit.
«Schon schwanger?»
Einige Monate nach der Hochzeit ist die Frau in Erwartung.
«Wie verläuft die Schwangerschaft?»

Nach weiteren Monaten kommt ein Mädchen zur Welt.
> «Wie war die Geburt?»

Das Kind ist erst zwei Wochen alt.
> «Schläft dein Kind durch?»

Die Mutter ist am Ende ihrer Kräfte.
> «Hast du eine postnatale Depression?»

Nun ist das Kind neun Monate alt.
> «Bekommt dein Kind schon Zähne?»

Später.
> «Geht dein Kind schon?»

Das Kind kriecht am Boden ... und die Mutter auch.
> «Kann dein Kind schon sprechen und ist es sauber?»

Und, kaum zu glauben: Das Kind geht, spricht und ist tatsächlich seit sieben Jahren sauber.
> «Ist dein Kind gut in der Schule?»

Inzwischen besucht das Kind das letzte Schuljahr.
> «Welchen Beruf wird dein Kind erlernen?»

Teenagerjahre eines Kindes.
> «Hat dein Kind schon einen Freund?»

Das Kind ist längst kein Kind mehr.
> «Wann heiratet dein Kind?»

Nach der Heirat des Kindes.
> «Wie war die Hochzeit deines Kindes?»

Die Mutter des Kindes ist gereizt.
> «Hast du Wechseljahrbeschwerden?»

Das Kind bekommt ein Kind.
> «Wie fühlst du dich als Grossmutter?»

Das Alter holt sie ein.
> «Lebt es sich gut im Altersheim?»

Frage an das Kind:
> «Wie war ihre Beerdigung?»

Gracias a la vida

Es gibt ein altes, traditionelles Lied, das nicht treffender die Liebe zum Leben beschreiben könnte als mit dem Titel «Gracias a la vida».

Die Melodie ist heiter und dennoch melancholisch gezeichnet. Seit Jahrzehnten kann man die Melodie in verschiedensten Variationen hören, sie wird traditionsgemäss weltweit weitergegeben.

Zufällig bin ich auf eine wunderbare, mich zu Tränen rührende Wiedergabe dieses Liedes von Joan Baez und Mercedes Sosa gestossen. Die warme, mütterliche Stimme von Mercedes Sosa, umhüllt von Joan Baez' Sopran, zieht mich in erfüllende, wenn auch zugleich traurige, von Sehnsucht getränkte Gedanken.
Ich frage mich, weshalb mich gerade südamerikanische Musik und Kleidung in ihren Bann ziehen?
Mein Fuss wippt zum Rhythmus, meine Lippen bewegen sich zu den Worten, obschon ich die Sprache nur teils verstehe. Ich fühle mich, als würde ich diese Kultur seit eh und je verstehen und lieben. Sie geht bis tief in meine Seele, in mein Herz. Verstehen kann ich meine Gefühle nicht, die tiefe Liebe nicht mit meinem Verstand besänftigen, erklären.
Gibt es eine Art Reinkarnation? Wo sind meine Wurzeln?

Bevor ich das Lied auf Deutsch übersetzen liess, habe ich erklärt, dass ich «Gracias a la vida» nach meinem Tod auf meinen Weg mitnehmen will, dass ich das Lied zu meiner Beerdigung wünsche. Als ich die deutsche Übersetzung las, wurde mir fahl. Genau das, was der Text aussagt, habe ich gefühlt.

Danke an das Leben, das mir so viel gegeben hat.
Es gab mir zwei Sternenaugen, und wenn ich sie öffne,
Unterscheide ich perfekt das Schwarze vom Weissen
Und hoch oben im Himmel die Sterne im Hintergrund,
Und in den Mengen den Mann, den ich liebe.

Danke an das Leben, das mir so viel gegeben hat.
Es hat mir Ohren gegeben, die die ganze Fülle
Von Tag und Nacht, Grillen und Kanarienvögeln,
Hämmer, Turbinen, Bellen, Platzregen aufnehmen,
Und die zärtliche Stimme meines Geliebten.

Danke an das Leben, das mir so viel gegeben hat.
Es hat mir die Töne gegeben und das ABC,
Und damit die Worte, die ich denke und sage,
«Mutter», «Freund», «Bruder», und die,
Die meinem Geliebten den Weg der Seele beleuchten.

Danke an das Leben, das mir so viel gegeben hat.
Es hat mir den Gang meiner müden Füsse gegeben,
Mit ihnen ging ich durch Städte und Pfützen,
Über Strände und durch Wüsten, über Berge und Ebenen,
Und durch dein Haus, deine Strasse und deinen Hof.

Danke an das Leben, das mir so viel gegeben hat.
Es hat mir das Herz gegeben, das seinen Schlag beschleunigt,
Wenn ich die Frucht des menschlichen Gehirns anschaue,
Wenn ich sehe, dass das Gute so weit vom Schlechten ist,
Wenn ich auf den Grund deiner klaren Augen sehe.

Danke an das Leben, das mir so viel gegeben hat.
Es hat mir das Lachen gegeben und das Weinen,
So trenne ich das Glück vom Kummer,
Diese zwei Dinge, die mein Lied formen,
Und euer Lied, das dasselbe ist,
Und das Lied von allen, das meins ist.

Danke an das Leben, das mir so viel gegeben hat.

Neues Zuhause
Manchmal scheint es, als würde ich Komplikationen anziehen. Wenn man der Theorie des Psychologen Alfred Adler folgt, könnte man annehmen, dass die Komplikationen in meinem Lebensplan bereits vorgesehen sind und ich sie selbst durch entsprechende Gedanken auslöse.
Auch ich bin dank meiner seit Jahren entwickelten Philosophie überzeugt, dass jedes Individuum einen Lebensplan hat. Und um

alle Schwierigkeiten, die mir immer wieder widerfahren, durchzustehen, benötige ich eine mächtige Portion Humor, Galgenhumor oft.

Diesen brauchte ich auch, als ich aus dem Krankenhaus austreten konnte: Ich sollte in einer Institution, einer so genannten WG, untergebracht werden. Oh, war mir das ein Graus! Die vielen Vorurteile, die ich gegenüber dieser Institution gehört hatte, konnte ich gar nicht aufzählen. Ich befürchtete, meine Selbstbestimmung gänzlich aufgeben zu müssen, was sich jedoch später als Irrtum erweisen sollte. Obschon ich mein zukünftiges Zuhause vor meinem Austritt begutachten und sogar mit einem Bewohner über alles sprechen konnte, wusste ich nicht, was mich erwartete. Zudem schmerzte es mich, meine Wohnung völlig meinen Eltern zu überlassen, die diese kündigen, räumen und renovieren mussten. Seit meiner Überweisung ins Krankenhaus waren vier Monate vergangen, niemand rechnete damit, dass ich überleben, geschweige denn je aus dem Krankenzimmer kommen würde. Und dann, nachdem ich nach zwei Monaten Kampf überlebt hatte, musste man sich überlegen, wo man mich unterbringen könnte. Ich spreche ausdrücklich von *man,* weil ich überhaupt nicht in der Lage gewesen wäre, eine Unterkunft zu suchen.

Ich sollte auf einer Liege im Krankenwagen in mein neues Zuhause überwiesen werden. Beim Transfer auf die Liege alarmierte meine Beatmungsmaschine. Nichts brachte sie zum Schweigen: An- und Abstellen, Überprüfen der Einstellungen, Durchblasen des grünen Schlauches, Auswechseln der Filter.

«Ach, wie gut ich doch diese Macke der Beatmungsmaschine schon kenne! Und wieder eine Komplikation. Wie könnte es auch anders sein. Es ist jedes Mal so, wenn ich nach Hause oder in den Ausgang gehen will. Ich hätte damit rechnen müssen, dass ausgerechnet dann meine Beatmungsmaschine streiken würde, wenn ich nach Hause gehen will.»

Manchmal überkommt mich der Eindruck, als hätte die Maschine tatsächlich eine Seele: Im Krankenhaus war *sie* immer im Mittelpunkt, zu Hause war *ich* es.

«Ob meine Beatmungsmaschine an einem ADS (Aufmerksamkeitsdefizit-Syndrom) leidet?»

Die Druckanzeige stand bei fünf statt bei null, und so erhielt die Maschine ständig die Information, dass der Druck zu hoch sei. Das Beatmungs-Team des Krankenhauses wusste auch keinen Rat mehr und musste den Spezialisten der Firma kommen lassen, der dann auch noch dreissig Minuten zu fahren hatte, bis er bei uns eintraf. Er musste meine Maschine wieder einmal auseinander bauen, um den Fehler beheben zu können.

Das Herausfinden des Fehlers und die anschliessende Reparatur der Maschine dauerten insgesamt eineinhalb Stunden. In dieser Zeit gingen das Ambulanz-Team und ich in der Halle des Krankenhauses einen Kaffee trinken. Da jegliche Transfers für mich eine grosse Anstrengung darstellen, wurde ich auf der Liege ins Restaurant geführt, was die Aufmerksamkeit aller erregte.

Die Maschine repariert, ich halb tot, wurde ich mit mehr als zwei Stunden Verspätung endlich mit der Ambulanz in die Wohngemeinschaft gefahren. Als mich das Ambulanz-Team auslud, roch ich nur wenige Sekunden den Duft der umliegenden Bäume, der wunderbaren Natur. Ich spürte noch viel mehr: Es kam mir vor, als wäre ich schon an diesem Ort gewesen, als würde ich den Ort kennen. Eine Mystik umgab mich, die ich mir nicht erklären konnte. Immer wiederkehrende Déjà-vus begleiten mich noch heute an diesem Ort, meinem «neuen Zuhause».

Einige Leute kamen mir entgegen, ich vermutete, sie seien vom Pflegeteam. Ich hatte Recht.

«Wow, die kommen mich allesamt begrüssen!», dachte ich begeistert.

Einige Tage später musste ich ernüchtert und schmunzelnd feststellen, dass die freundlichen Pflegenden bei meiner Ankunft Feierabend hatten.

Schon in den ersten Stunden sollte sich herausstellen, dass man mir sehr respektvoll und liebenswert begegnet und mich in Würde wissen will. Ich fühlte mich von Anfang daheim. Ein wirkliches Zuhause.

Der Schmerz darüber, was ich alles verloren hatte, verschwand allmählich. Zugegeben, ich musste den Schock, in einer Institution weiterzuleben, überwinden. Der Schmerz ist heute noch da, aber leise, in der Tiefe versenkt. Da darf er durchaus sein. Jedoch nicht mein Leben beeinträchtigen. Meine Freunde von meinem «alten Zuhause» habe ich nicht gänzlich, nur etwas aus den Augen verloren. Obschon ich nicht weit weg bin, macht sich halt doch die örtliche Distanz bemerkbar.

Und es gibt neue Freundinnen und Freunde im «neuen Zuhause». Auch hier habe ich inzwischen Wurzeln.

Atmen

Unter der Bettdecke
Jedes Kind schlüpft unter die Bettdecke, wenn es kalt hat, wenn es in der Nacht Angst hat, wenn es sich alleine fühlt, wenn es Geborgenheit sucht.

Jedes Kind, das sich nachts die Bettdecke über den Kopf zieht, fragt sich, wie lange es unter der Decke ohne zu atmen aushalten kann, wie lange es gehen wird, bis unter der Decke keine Luft mehr sein würde. Das Herz eines jeden Kindes beginnt unter der Bettdecke heftig zu schlagen, weil es meint, die Atemluft reiche bestimmt nicht mehr aus. Und jedes träumt davon, so lange wie möglich unter der Bettdecke ausharren zu können.

Ich habe es als Kind nie geschafft, mehr als ein paar Minuten mit dem Kopf unter der Bettdecke zu bleiben. Einige Sekunden, bevor ich mich in panischer Angst befreien musste, um nach Luft zu schnappen, hatte ich immer das Gefühl, als würde ich wie ein prallvoller Ballon zerplatzen.

Mehr als 25 Jahre später erwachte ich nach einem Luftröhrenschnitt unter meiner Bettdecke. Ich hatte sie unbewusst im Schlaf bis über meinen Kopf gezogen. Kein Herzklopfen, kein Schwitzen. Keine Frage: Ich hatte genügend Luft, um zu atmen. Die Beatmungsmaschine versorgte mich durch einen Schlauch mit Atemluft. Ich erinnerte mich an meine Kindheit und musste lächeln. Ein Kindheitstraum ging in Erfüllung. Wenn auch nur ein kleiner.

Warten auf den nächsten Atemzug
Ich liege im Bett, konzentriere mich auf meine Atmung und lausche auf die Geräusche meiner Beatmungsmaschine. Ich höre jeden Atemzug: Ein leises «Gdag» und ich weiss, die Maschine bereitet

sich vor, einen Atemzug zu liefern. Ein leiser Luftstrom und ich spüre, wie der Blasbalg meine Lungen mit Luft (nicht mit Sauerstoff, sondern mit normaler Zimmerluft) füllt. Zwei Sekunden bleibt die Luft in den Lungen, um sich zu verteilen. Das laute, gut hörbare «Tsch» bei der Ausatmung. Dazwischen fast drei Sekunden Atempause, während denen ich auf den nächsten Atemzug warte. Die Beatmungsmaschine schreibt mir vor, wie schnell «ich» atme, in welchen Intervallen die Atemzüge meine Lunge aufblasen. Um nicht in Panik zu geraten, brauche ich ein unendlich tiefes Vertrauen zu der Maschine, die meine Atemmuskelarbeit ersetzt. Urvertrauen zu einer Beatmungsmaschine?
Hätte ich kein Vertrauen, würden mich Angstzustände mit schwerster Atemnot und heftigstem Herzklopfen heimsuchen. Auch das kommt gelegentlich vor: Wenn sich Schleim in meinen Bronchien ansammelt, wenn sich ein Leck am Beatmungsschlauch bildet und Luft entweichen kann, oder wenn ein Arzt, ohne mich aufzuklären oder zu informieren, ohne dass ich mich, durch die Lähmung im Bett liegend, verbal oder mit Gestiken bemerkbar machen könnte, an den Beatmungseinstellungen manipuliert.

Ich zapple, strample mit meinen Beinen. Ich rudere mit meinen Armen. Ich schwitze, wie ich es wohl noch nie getan habe. Sprechen kann ich nicht. Mein Herz pocht bis zum Hals, ich spüre eine unerträgliche Hitze in meinem Kopf. Und wieder kommen die Kopfschmerzen und das unheimliche Kopfrauschen. Die Beatmungsmaschine gibt ständig Alarm und pfeift schrill. Meine Sauerstoffwerte sinken, auch dieses Messgerät gibt Alarm. Ich bin zu beschäftigt, mich der Angst hinzugeben.
Ich bin erstaunt, welche Kräfte ich trotz Muskelschwund und Muskelschwäche entwickeln kann, um meiner Atemnot Ausdruck zu verleihen. Könnte ich tief einatmen, würde meine Atemnot offensichtlicher erscheinen. Aber meine Atemmuskeln sind zu schwach. Ich atme fast nicht mehr, versuche meine Halsmuskeln anzuspannen, damit ich wenigstens ein bisschen Luft bekomme, was jedoch auch nichts bringt. Anders mein Herz. Es scheint kräftiger denn je und schlägt unaufhaltsam.

Ich habe das Gefühl, es springe aus meiner Brust und schreie für mich: «Helft mir! Ich kriege keine Luft mehr.»
Mein Herz schlägt bis zu 160-mal in der Minute. Endlich begreift auch die Pflegerin, dass etwas nicht stimmt, und holt einen Arzt. Ich bin meinem Herzen unendlich dankbar, dass es für mich «spricht». Welche Erleichterung. Endlich ein Arzt, der mir helfen kann!
«Was muss ich tun, Frau Balmer?», fragt mich der Arzt und beugt sich über mich.
Erst diese Frage löst in mir Ängste aus, und ich fühle mich massiv bedroht. Wie sollte ich ihm erklären, wo das Problem liegt, wenn ich nicht sprechen kann?
Überforderung und Unruhe breiten sich im Krankenzimmer aus. Es stehen mindestens sechs Leute um mein Bett und niemand, aber auch gar niemand ist handlungsfähig. Es ist die Hölle. Ich würge und zapple mit meinen Beinen, weine. Ich sehe nichts, denn meine Augen kann ich nicht öffnen. Ich hege Gedanken, am liebsten nicht mehr leben zu wollen.
«Wie viele Schläuche erträgt ein Mensch?», frage ich mich und muss wieder weinen.
Würde dies nun ein Dauerzustand werden?
«Ohne mich», denke ich.
Die Beatmungsmaschine gibt immer noch Alarm und die Sauerstoffsättigung ist auch nicht zufriedenstellend, sie liegt bei 79 Prozent. Luft kriege ich schon gar nicht. «Dssssss.» Ich nehme ein leises Entweichen von Luft wahr.
Mit geschlossenen Augen versuche ich das Entweichen der Beatmungsluft zu orten.
«Der Beatmungsschlauch hat ein Leck», stelle ich in Gedanken fest. Wie soll ich das nur mitteilen?
Wenn doch nur jemand endlich Ja–Nein-Fragen stellen würde, damit ich mit meinen Augen mitteilen kann, wo das Problem liegt. Nun beginnt eine Pflegerin mich mit dem Notbeutel von Hand zu beatmen, während die anderen die Beatmungsmaschine, die inzwischen abgeschaltet ist, und die Schläuche überprüfen.
«Ich finde nichts!», sagt der Arzt.

Eine Pflegerin hebt endlich meine Augendeckel und fragt: «Stimmt etwas mit deinen Lungen nicht?»
Ich senke meine Augen und signalisiere damit, dass dies nicht der Fall sei.
«Stimmt etwas mit der Beatmungsmaschine nicht?», fragt sie weiter.
Ich bestätige durch Augenheben.
«Müssen wir deinen behandelnden Lungenfacharzt verständigen?»
Wiederum bestätige ich.
Der Arzt ruft den Lungenfacharzt an. Im Kopf atme ich vor Erleichterung tief ein, als dieser mein Zimmer betritt. Er überblickt die Situation und schliesst mich versuchsweise wieder an die Beatmungsmaschine an.
«Bitte nicht an die Beatmungsmaschine! Bitte nicht! Der Schlauch hat ein Leck!», schreie ich innerlich und suche einen Weg, dies den umgebenden Menschen mitzuteilen.
Ich stelle fest, dass ich hyperventiliere. Meine Atmung beschleunigt sich, mehr und mehr. Unbewusst verwende ich meine Atmung, um zu kommunizieren. Da ich nur noch mit den Halsmuskeln atmen kann, ermüde ich sehr schnell.
Wiederum gibt die Maschine ein Alarmsignal von sich, und mein Lungenfacharzt beatmet mich erneut mit dem Notbeutel.
«Bitte, bitte, finde den Fehler!», bete ich vor mich hin.
Doch auch der Lungenfacharzt – meine letzte Hoffnung – kann das Leck nicht entdecken und schliesst mich erneut an die Beatmungsmaschine. Ich versuche ihm durch beschleunigte Atmung zu zeigen, dass seine Handlung falsch ist und ich nicht an die Beatmungsmaschine angeschlossen werden will. Der Arzt hört meine Lungen ab und erkennt, dass diese gar nicht belüftet werden.
«Wechseln wir mal versuchsweise die Beatmungsschläuche aus», sagt er und beginnt ein neues Schlauchsystem zusammenzustellen.
«Endlich!», denke ich erleichtert.
Das neue Schlauchsystem bringt die lang ersehnte Luft zum Atmen wieder. Noch einige Zeit würde mein Kopf rauschen, mich Kopfschmerzen peinigen, bis sich die Blutwerte wegen der minderen

Beatmung wieder erholt haben. Langsam «erwache» ich aus meiner Lethargie, aus meiner ganzkörperlichen Muskelschwäche.
«Danke! Danke!», stöhne ich leise, geschwächt.
«Gehts Ihnen wieder besser?», fragt mich mein vertrauter Lungenfacharzt.
Ich versuche, mit geschwächter Muskulatur zu nicken, was mir nicht gelingt. Meine Augenbewegungen verraten dem Arzt, dass es mir wieder gut geht.
Und wieder warte ich auf jeden nächsten Atemzug: Ein leises «Gdag» und ich weiss, die Maschine bereitet sich vor, einen Atemzug zu liefern. Ein leiser Luftstrom und ich spüre, wie der Blasbalg meine Lungen mit Luft (nicht mit Sauerstoff, sondern normaler Zimmerluft) füllt. Zwei Sekunden bleibt die Luft in den Lungen, um sich zu verteilen. Das laute, gut hörbare «Tsch» bei der Ausatmung. Dazwischen fast drei Sekunden Atempause, ein leises «Gdag», und ich weiss ...

Eingebildete Atemnot?

Seit Monaten begleitet und quält mich ein Bronchialinfekt, den wir mit Antibiotika zu eliminieren versuchen. Ich habe Mühe, den angesammelten zähen Schleim auszuhusten. Selbst das direkte Absaugen bereitet Schwierigkeiten. Es bilden sich immer wieder zähe Schleimpfropfe, die meine Luftwege und Beatmungskanüle verstopfen. Ich fühle mich bedroht, wenn ich feststelle, dass die Absaugmaschine zu wenig Sog aufbauen kann.
Die Pflegerin schiebt den Absaugkatheter in meine Beatmungskanüle und wir können ein «Schlürfen» hören. Immer wieder die allmorgendliche und allabendliche Prozedur. Beim Ein- und Ausatmen spüre ich die Schleimpfropfen hin- und herspicken. Sie bedrohen nicht gerade unmittelbar mein Leben, aber sie sind sehr unangenehm und machen mir Angst.
Seit ein paar Tagen bekomme ich nun Antibiotika über eine Infusion, in der Hoffnung, den Keim endlich bekämpfen zu können. Ich bin demotiviert und mache mir Sorgen. Ich komme mir wie ein Ersatzteillager vor. Überall Schläuche: ein Blasenkatheter, eine

Magensonde, eine Beatmungskanüle und jetzt auch noch eine Infusion.

Nachts wache ich häufig mit heftigster Atemnot und Herzklopfen, in Panik schweissgebadet auf. Verwirrt taste ich nach meiner Beatmungskanüle, reisse den Beatmungsschlauch ab und habe sogar das Bedürfnis, mich von der Beatmungskanüle zu befreien und diese aus meinem Luftröhrenschnitt zu reissen. In solchen Momenten frage ich mich, weshalb ich Atemnot verspüre, obschon ich genügend beatmet werde und objektiv eigentlich gar keine Atemnot verspüren kann.

Ich erwache, öffne meinen Mund, um zu schreien. Durch die Beatmung kann ich aber nicht schreien. Mein Herz schlägt heftiger, Angst fesselt mich. Ich taste meinen Hals. Ich kann kaum atmen, obschon meine Beatmungsmaschine atmet. Ich reisse an meiner Beatmungskanüle und möchte «dieses blaue Teil» loswerden.
Welches «blaue Teil»?
Mein Infusionsschlauch ist mit einem blauen Stöpsel versehen. Und ganz plötzlich erwache ich erneut aus tiefem Schlaf und bin der festen Überzeugung, dass sich dieser blaue Stöpsel meiner Infusion in meiner Beatmungskanüle befindet. Ich spüre ein «Spicken», das ich verwirrt als den blauen Stöpsel wahrnehme. Panik ergreift mich, weil ich den blauen Stöpsel in meinen Lungen vermute. Ich huste heftig, um ihn loszuwerden, diesen elenden blauen Stöpsel.
Wie kann ich etwas loswerden, das gar nicht ist?
Ich hatte nur einen schrecklichen Traum.
Erschöpft schlafe ich wieder ein und träume weiter: Der blaue Stöpsel wandert von meinen Lungen in den Magen und kommt bei meiner Magensonde wieder raus.
Wie kann ein blauer Stöpsel, so denke ich im Traum, von einem Infusionsschlauch in eine Beatmungskanüle, von dort in die Lungen und zum Magen wandern, um dann aus der Magensonde zu kommen?
Schweissgebadet erwache ich und mache Licht. Meine Augenlider sind schwer, das Licht blendet meine Iris. In der Hoffnung, nicht

mehr weiterzuträumen, schlafe ich wieder ein. Der Traum geht ungehindert weiter.
Der blaue Stöpsel fliegt in hohem Bogen wiederum in meine Kanüle und verstopft sie.
Ich bekomme keine Luft mehr und erwache wiederum in schwerer Atemnot. Keuchend schlage ich den Kopf hin und her, versuche, den blauen Stöpsel aus meiner Kanüle zu husten, was nicht gelingt. Wie sollte es auch?
Den blauen Stöpsel gibt es gar nicht.
Oder doch?
Denn es stellt sich heraus, dass der «blaue Stöpsel» ein Schleimpfropf in der Kanüle ist.

Jemand steht auf meinem Beatmungsschlauch

Ich erzählte wenige Tage nach dem Luftröhrenschnitt, den man durchführen musste, um mein Leben zu retten, dem Arzt der Intensivstation einen Witz. Er fand ihn nicht besonders lustig. Der Witz geht so:
Ein beatmeter Patient liegt auf der Intensivstation. Lässig steht der Professor bei der Arztvisite neben dem Bett des Patienten, schildert die erfreulichen Fortschritte und fragt: «Na, wie geht es uns denn heute?»
Der im Bett auf dem Rücken liegende Patient schlägt heftig mit den nur teilweise gelähmten Armen um sich. Mit Gesten versucht er etwas mitzueilen. Niemand der sich im Zimmer befindenden Menschen kann ihn jedoch verstehen.
Der Professor holt Papier und Stift, übergibt diese dem Patienten. Als Schreibunterlage legt der Arzt dem Patienten die Krankenakte auf den Bauch. Mühsam, mit letzter Kraft kritzelt der beatmete Patient Zeilen auf das Papier und stirbt. Alle sind über den überraschenden Tod des Patienten bestürzt, ist es ihm doch aus medizinischer Sicht erfreulicherweise gut gegangen.
Der Professor schaut auf das beschriebene Papier und liest laut: «Herr Professor, Sie stehen auf meinem Beatmungsschlauch!»

Dem Arzt der Intensivstation wollte ich viel mehr sagen, als dass man mir wahrhaftig auf dem Beatmungsschlauch stehen kann. Die Atemluft hat man mir auch ohne einen physiologischen Fuss nehmen können. Gerade so, wie man jedem Menschen – auch nicht Beatmeten – die Luft zum Atmen nehmen kann.

Es gibt verschiedene Bezeichnungen für «Das-Jemandem-die-Luft-Nehmen»: einengen, bevormunden, befehlen, bestimmen, für jemanden zu sehr denken, hinterlistig sein, interpretieren.

Blitzschlag

Draussen blitzt und donnert es. Es ist schwül und ich kann nicht einschlafen. Meine Haut klebt an Haut.

Es sind nicht jene Gewitter, die laut sind, die mir Schrecken bereiten, sondern jene, die sich heimtückisch, fast sanft und heuchlerisch anschleichen.

Ich versuche, mir die Bettdecke über den Kopf zu ziehen, was mir aber aufgrund der Muskelschwäche nicht gelingt.

«Miiiiiiii...» Ein leises Pfeifen weckt meine Aufmerksamkeit.

Das elektronische Fenster und die Türe schliessen, im Zimmer ist gedämpftes Licht. Mir wird klar, dass wieder der Blitz eingeschlagen hat und der Notstrom sich einschaltet. Ohne grossen Lärm, Donner und Lichter am Himmel.

Ich bin alleine im Zimmer. Obschon mich die Beatmungsmaschine zuverlässig weiter beatmet, fühle ich mich bedroht. Zahlreiche Gedanken flitzen durch meinen Kopf: «Was, wenn die Maschine versagt? Wie komme ich aus dem Haus, wenn es brennt? Funktioniert der Schwesternruf noch? Und der Alarm der Beatmungsmaschine, geht der noch raus? Und der Filter meines Aquariums?»

Die Beatmungsmaschine schlägt Alarm. Innerhalb weniger Sekunden steht eine Pflegerin neben mir. Ich zittere und schwitze noch mehr. Auch die Pflegerin scheint beunruhigt und versucht, trotzdem die Nerven zu behalten.

«Immer diese verdammten Blitzschläge, Himmel nochmal! In letzter Zeit waren es bestimmt an die vier Stromausfälle», fluche ich.

«Hör auf! Sag einfach nichts mehr. Wir müssen jetzt Geduld und

Vertrauen in unser Notstromaggregat haben», weist mich die Pflegende zurecht und versucht damit unkontrollierbare Panik zu vermeiden.
«Ich weiss auch nicht. Niemand kann sich vorstellen, wie abhängig ich bin. Es zeigt mir immer wieder, dass keine Maschine sicher genug sein kann.» Ich weine.
«Wie wahr!», sagt sie.
«Der Fluch ist nur, dass die Menschheit einem verklickern will, dass Maschinen und Computer absolut sicher sind, dass der Fehler immer beim Menschen liegt. Ich hätte lieber, man würde ehrlich zu der Unvollkommenheit von Maschinen und Elektronik stehen.»
Erstaunt sieht mich die Pflegerin: «Wie meinst du das?»
«Wenn ich lerne, mit der Unvollkommenheit der Elektrizität zu leben, werde ich weniger Angst bei Blitzschlägen haben, weil mir die Endlichkeit bewusst ist. So lerne ich damit zu leben», antworte ich.
Die Pflegerin holt im Stationszimmer eine Taschenlampe. Wir ziehen uns die Bettdecke über den Kopf und singen lustige Lieder, während die Pflegerin mit dem Taschenlampenlicht Kreise zeichnet. Plötzlich müssen wir beide schallend lachen, was die anderen Pflegerinnen in mein Zimmer holt. Wir erzählen uns Geschichten und lenken uns vom Brummen des Notstromaggregates ab.

Atemnot
Wenn ich ein Vogel wär ...

würde ich mich vom Winde tragen lassen
    mich dem ruhigen Rhythmus meiner Atmung hingeben
würde ich die Welt von oben sehen können
    die Welt mit jedem Atemzug überhaupt noch sehen können
würde ich mich auf den höchsten Kronen aller Bäume ausruhen
    mich vertrauensvoll beatmen lassen
würde ich mein Gefieder von den Sonnenstrahlen glänzen lassen
    mich mit jedem Atemzug vom Leben berieseln lassen
würde ich im Tiefflug über Felder schweben
    tief bis in alle Glieder ausatmen

würde ich Katzen neckisch um das Haupt fliegen und ihren Krallen entfliehen
    den Atem anhalten und die Atemnot bewusst wahrnehmen
würde ich im Winter in sonnige, warme Länder ziehen
    mit jedem Einatmen durch meinen Körper reisen
würde ich im Flug frische, reine Luft einatmen können
    mich von der Atemnot befreien

Ansprüche

Wie hätten Sie es gerne?
Pflegerin: «Wie wird Ihr Tracheostoma (Luftröhrenschnitt) verbunden?»
Patientin: *«Ich* macht es immer so ...»
Pflegerin: «Was? *Sie* machen den Verband selber?»
Patientin: «Nein, aber ich *will*, dass man mir den Verband so macht, wie er sein muss.»
Das ist ein *Bedarf.*

Pflegerin: «Wie wird Ihr Gesicht gewaschen?»
Patientin: *«Ich* mache es immer so ...»
Pflegerin: «Was? *Sie* waschen Ihr Gesicht selber?»
Patientin: «Nein, aber ich *will*, dass man mir das Gesicht so wäscht, wie ich es will.»
Das ist ein *Bedürfnis.*

Kooperation
Den ersten Tag des neuen Jahres verbrachte ich ziemlich entkräftet auf meinem Sofa in meinem geliebten Wohnzimmer. Ich hatte arg Mühe mit Atmen und mich plagte Hustenreiz. Es gab Hinweise, dass mich eine Grippe oder Lungeninfektion eingeholt hatte. Mein Hausarzt veranlasste deshalb in Absprache mit meinem behandelnden Lungenfacharzt eine Röntgenuntersuchung meiner Lungen im nahe liegenden Krankenhaus.

Die Röntgenassistentin setzte sich auf die Liege und fragte: «Wie soll ich Sie röntgen?»
«Ehm, wie meinen Sie das?», fragte ich erstaunt.
«Nun, wir müssen die Lunge stehend röntgen», antwortete sie.
«Ich kann aber nicht stehen», erklärte ich ihr, in meinem Elektro-

rollstuhl sitzend und tracheotomiert an meiner Beatmungsmaschine hängend.

«Aber Ihr Hausarzt hat mir am Telefon versichert, dass Sie eine kooperative Frau seien», hielt sie bestimmt fest.

«Nun, stehen kann ich nicht mehr. Mein Hausarzt hat das wohl nicht mitbekommen, weil ich erst seit ein paar Wochen nicht mehr stehen kann. Ich befand mich Wochen in Spitalpflege und bin erst seit wenigen Tagen wieder zu Hause.» Ich war entsetzt.

Nicht die Tatsache, dass mein Hausarzt über die verlorene Stehfähigkeit nichts wusste, irritierte mich. Er konnte es gar nicht wissen. Hätte ich stehen können, hätte die Assistentin wohl der Schlag getroffen. Und das wollte ich ihr ja schliesslich nicht antun.

«Übrigens: kooperativ bin ich trotzdem, auch wenn ich nicht stehen kann!», fügte ich hinzu.

«Aber ich habe noch nie jemanden im Rollstuhl geröntgt», sagte die Assistentin mit gesenktem Kopf.

«Kein Problem. In der Spezialklinik werden täglich Patienten im Rollstuhl oder Bett geröntgt», versuchte ich sie zu trösten.

«Die Röntgenbilder werden aber nicht gut kommen», zweifelte sie. Ich versicherte ihr, dass die Röntgenbilder gut werden würden, und erklärte ihr, wie man bei einem Patienten im Rollstuhl ein Lungenröntgenbild machen kann.

Die Qualität der Röntgenbilder war genial, und mein Hausarzt konnte sie sehr gut beurteilen.

Hinderlicher Papierkrieg

Auf folgenden Brief, den ich auch an den Chef meiner Krankenversicherung sandte, habe ich nie eine Stellungnahme erhalten.

3. März 2003

Sehr geehrte Damen und Herren

Beiliegend sende ich Ihnen diverse Rechnungen zur Prüfung und Überweisung meines mir zustehenden Betrages.

Da ich bereits seit Oktober 2002 (verschiedenste Briefe vom 2. Oktober 2002, 19. Oktober 2002, 12. Dezember 2002, 21. Januar 2003 und mehrere Telefonate) auf die Rückvergütung von den vor einigen Monaten eingesandten Krankenkosten in der Höhe von mehreren tausend Franken warte, bitte ich Sie, mir wenigstens die Beträge der beiliegenden weiteren Rechnungen schnellstmöglich zu überweisen.

Inzwischen hat sich wegen der ausstehenden Beträge meine finanzielle Situation so zugespitzt, dass ich nicht einmal mehr in der Lage bin, eine weitere Rechnung meines Hausarztes zu begleichen, geschweige denn andere medizinische Aufwände. Gemäss Auskunft hat man einige meiner Anträge beziehungsweise Rechnungen zur Abklärung weitergeleitet.

Ich finde es für eine Sozialinstitution ein trauriges Zeugnis, wenn Versicherte mehrere Monate auf den ihnen zustehenden Betrag von mehreren tausend Franken warten müssen, nur weil die Versicherung abklären muss, ob Kosten auf derselben Rechnung in der Höhe von Fr. 18.– für ein Medikament übernommen werden können.

Gerade aus diesem Grund werden viele schwer Erkrankte innerhalb kürzester Zeit in ein sozial-finanzielles Chaos verbannt. Mir ist bewusst, dass diese Tatsache nicht von einer einzigen Sachbearbeiterin abhängig ist und es sich um ein allgemeines Problem unserer Sozialstruktur handelt, die gegen aussen immer glänzt. Aber es ist eben nicht alles Gold, was glänzt.

Gerade die Entwicklung Ihrer Versicherung in diese Richtung bedaure ich sehr, denn Ihre Krankenkasse erbrachte eigentlich während Jahren fristgerechte Leistungen. Eine Krankenversicherung sollte für Kranke qualitative und quantitative Leistungen erbringen und nicht, wie sich entwickelnd, nur noch für Gesunde attraktive Angebote präsentieren!

Als treue und bis heute termingetreue Prämienzahlerin sehe ich nicht mehr ein, meine monatliche Versicherungsprämie weiterhin zu bezahlen, solange Ihre Versicherung die Leistungen gegenüber den Versicherten nicht einhält.

Sollte Ihre Krankenversicherung noch mehrere Wochen Zeit in

Anspruch nehmen, um meine Belange abzuklären, sehe ich mich leider gezwungen, eine beschwerdefähige Verfügung zu verlangen, um dann meine Guthaben durch gerichtlichen Entscheid einfordern zu können.
Ich bedanke mich recht herzlich für Ihre Bemühungen!

Mit freundlichen Grüssen
Sonja Balmer

Dieselbe Krankenversicherung zeigte sich anderthalb Jahre später sehr viel fortgeschrittener. Auf folgenden Brief habe ich adäquate Antwort erhalten und es wurde gehandelt, jedoch erst, nachdem ich mich wieder in einem finanziellen Chaos befand.

15. Oktober 2004
Sehr geehrte Damen und Herren
Vorweg möchte ich festhalten, dass ich Kenntnis habe, wie sehr Sie sich bemühen, unten geschilderte Situation durch sehr effiziente und zuverlässige Bearbeitung zu mildern. Wie bekannt, hat jene Situation überhaupt nichts mit den einzelnen Sachbearbeitern, Fallmanagern zu tun; eher leider eben mit der Grösse eines Systems.
Ich weiss im Moment jedoch überhaupt keinen Rat mehr und bin verzweifelt:
In der Beilage sende ich Ihnen weitere Rechnungen zur Überweisung meiner mir zustehenden Beträge. Da ich aufgrund der ausstehenden Zahlungen seitens Ihrer Krankenversicherung in finanzielle Nöte geraten bin und reichlich mit Mahnungen «bereichert» werde, bitte ich Ihre Versicherungsgesellschaft um raschmöglichste Bearbeitung und Überweisung der ausstehenden und zukünftigen Geldbeträge.
Auch bei meiner mich stets kompetent und zuverlässig ins nächstgelegene Spital begleitenden Pflegefachfrau sind noch Geldbeträge seitens Ihrer Krankenversicherung offen. Dies führt leider dazu, dass diese Pflegefachfrau verständlicherweise nicht

mehr dazu bereit ist, mich ins Spital zu begleiten. Die notwendigen – und seit einiger Zeit glücklicherweise dank Aufenthalt zu Hause – weniger häufigen Transporte ins Spital zu überlebenswichtigen Kontrollen wären dann nicht mehr möglich. Dies wiederum hat die Folge, dass ich wieder vermehrten stationären Aufenthalten ausgesetzt bin und damit die Versicherung kostenmässig mehr belaste.

Wohlverstanden ergibt sich jene geschilderte Situation lediglich, weil Ihre Krankenversicherung, sich zwar ihrer Zahlungspflichten bewusst, aus organisatorischen Gründen einfach nicht bezahlt.

Das Ergebnis der Situation: Es sind besonders solche Vorkommnisse und nicht einmal die schwierigen medizinischen Umstände, die einer beatmeten, schwer behinderten Patientin wie mir derart zusetzen können, dass einem regelrecht das Leben verleidet und man überhaupt keinen Sinn mehr darin sieht, überleben zu wollen, weil man sich als Belastung wähnt. Gerade wenn ich mein Bankkonto analytisch betrachte und sogar auf Ersparnisse meiner Familie zurückgreifen muss, um ausstehende medizinische Rechnungen bezahlen zu können, damit nicht weitere Betreibungs-Vorwarnungen ins Haus «flattern».

Wenn das Leben eines Menschen dann nur noch mit Zahlen und Rechnungen gesehen wird?

Ich bitte Sie um Verständnis für meine Situation und bedanke mich für Ihre Bemühungen!

Mit freundlichen Grüssen
Sonja Balmer

Wir Prämienzahler entscheiden

Ich erklärte einer in einem medizinischen Beruf tätigen Person zum x-ten Mal, dass die Pflegequalität so sein soll, wie ich sie haben *will* und wie sie sein *muss*. Und, dass ich es so *will*, nicht weil ich es *will*, sondern weil ich es *muss*. Dass ich über mein weiteres Leben so entscheiden werde, wie es gut für mich und meine Mitmenschen ist.

Worauf sie mir antwortete: «Wir Prämienzahler entscheiden, ob Sie überhaupt noch Pflege erhalten oder nicht, ob ein Arztbesuch notwendig wird oder nicht. Denn Ihre Krankenkassenprämie reicht ja nicht aus, um all die von Ihnen verursachten Kosten zu decken. Die Mehrheit entscheidet ...»
Wie Recht die Pflegerin doch hat. Es herrsche die Demokratie!

Ich erzählte ihr von den drei Varianten, die mir zur Verfügung stehen, was sie wohl vollkommen überforderte:
1. Ich verzichte auf ein Weiterleben und bin somit für den Sozialstaat am kostengünstigsten.
2. Ich komme in ein Alters- und Pflegeheim oder lebe auf der Intensivstation eines Spitals und koste damit am meisten. Ich werde zum Schweigen verdammt.
3. Ich lasse mir weder Variante 1 noch 2 gefallen, lebe entgegen allen Vorstellungen zu Hause und helfe damit dem Sozialstaat, indem ich selbstbestimmt lebe und dadurch Kosten spare. Durch diese Variante bin ich aber zur «mühsamen Patientin» verurteilt.

Lange, annähernd drei Jahre, habe ich für die dritte Variante gelebt. Einige Menschen haben mir geholfen, vor allem jene, die unscheinbar im Hintergrund agierten. Über sie sprach man nie. Andere wiederum haben lediglich geholfen, um «sich selbst zu spüren», «sich selbst gerecht» zu werden, zu lernen, «sich selbst abzugrenzen».
Und ich?
Mir blieb lediglich, Verständnis für diese «Sich-selbst-findenden-Menschen» zu finden. Mühsam fühlte ich mich nicht nur, ich war es auch. «Behinderte», die in unserem Sozialstaat gleichberechtigt leben wollen, können nicht anders als mühsam sein und Grenzen überschreiten.

Letztendlich musste ich mich für die zweite Variante entscheiden. Ich fühlte mich in erster Linie als Versagerin. Ich schaffte es nicht, selbstbestimmt in einer eigenen Wohnung zu leben. Die Organisation meines Lebens mit einer Behinderung und schweren fortschreitenden Krankheiten nahm viel zu viel Zeit in Anspruch. Ständig lebte ich mit der Angst, dass eine Pflegerin meines 24-Stunden-Betreuungsteams zum Beispiel krankheitshalber ausfallen würde und ich dann schnellstmöglich einen Ersatz suchen müsste, um nicht in ein Spital eingewiesen zu werden. Doch der ständige Kampf ums Überleben forderte meine Energie, so dass ich mich nicht noch um das ganze Organisieren kümmern konnte.

Inzwischen lebe ich in einer so genannten Institution, in einem geleiteten, begleiteten und betreuten Haus für hoch gelähmte, geistig vitale Menschen. Wider Erwarten muss ich feststellen, dass es mir in meiner Situation in einer solchen Institution viel besser ergeht. So wie ich jetzt lebe, kann ich so viel Selbstverantwortung und Verantwortung für andere Menschen, Tiere und Dinge tragen, wie ich tragen kann. Und das, was ich nicht tragen kann, darf ich abgeben.

Unterlassene Hilfeleistung

Die Pflegerin versuchte mich aus dem Schlaf zu reissen. Sie wähnte Probleme mit meinem Bewusstseinszustand. Ich versuchte aufzuwachen und mit ihr zu reden.
Sie hob mit ihren Fingern meine schlaffen Augenlider und fragte mich, ob ich sie hören würde.
Ich versuchte immer wieder, ihre Fragen zu beantworten, und musste ernüchtert feststellen, dass mir in dieser Situation mein Augen-Kommunikations-Schema auch nichts brachte. Bisher waren wir uns gewohnt, dass ich mich in solchen Phasen über die Augen mitteilen würde. Bereits als Jugendliche litt ich an Zuständen, in denen ich mich nicht bewegen konnte. Trotz der Unbeweglichkeit konnte ich alles um mich fühlen, hören, riechen und, wenn ich die Augen offen halten konnte, sehen. Eine Diagnose wurde erst Jahre später gestellt.
Dieses Mal war aber vieles anders als üblicherweise: Ich sah das Gesicht der Pflegerin doppelt, als sie erneut meine Augendeckel hob. Mein rechtes Auge schielte massiv. Meine Sauerstoffwerte

waren absolut normal, der Blutdruck ebenfalls. Mein Puls stieg an, was sich damit erklären liess, dass ich mich nach Aussen nicht mehr mitteilen konnte und innerlich fast verzweifelte. Hören konnte ich, jedoch in dieser ungewohnten Situation nur teilweise. Die Stimmen waren so weit weg. Die Pflegerin ging aus meinem Spitalzimmer und rief die Ärztin an, die wie immer auf sich warten liess. Als sie schliesslich die Station betrat, konnte ich mich immer noch nicht mitteilen.

Auf dem Flur hörte ich die Diskussion zwischen der Ärztin und der Pflegerin, die meinen Zustand erklärte.

«Vor ein paar Wochen spürte sie ihre Arme nicht mehr, konnte nicht mehr sprechen. Und dann war alles wieder in Ordnung», sagte die junge Ärztin forsch. Damals litt ich an der dritten schweren Blutvergiftung. Akut, während einer halben Stunde, wusste ich nicht mehr, wie man was benennt, konnte nichts mehr mit Namen bezeichnen, mein rechter Arm war gefühllos. Es handelte sich um eine nicht ungefährliche Folge der Blutvergiftung und ich hatte Glück, dass nicht grössere Schäden zurückblieben. Die damalige Ärztin war dieselbe gewesen und hatte sich geweigert, meinen Zustand zu überprüfen.

«Aber sie reagiert überhaupt nicht mehr. Etwas stimmt einfach nicht», erklärte die Pflegerin

«Und jetzt? Ich kann ja wohl kaum diese Nacht etwas tun», fuhr die Ärztin dazwischen.

«Der jetzige Zustand mit der Unfähigkeit, sich mitzuteilen, ist nicht so, wie wir es gewohnt sind», versuchte die Pflegerin ihren Worten Nachdruck zu verleihen, was ihr nicht gelang.

Die Ärztin reagierte sehr überheblich und unprofessionell: «Das hat sie sich selbst eingebrockt. Sie soll sich nun auch selber helfen.»

«Aber ich habe Angst!», hielt die Pflegerin aufrichtig fest.

«Dann überprüft sie meinetwegen stündlich», meinte die Ärztin.

«Das geht doch nicht. Wir sind hier lediglich zwei Personen, die für die ganze Station verantwortlich sind, und wir müssen den anderen Patienten auch gerecht werden.»

«Das ist mir egal. Dann liegt es halt in eurer Verantwortung», sagte die junge Ärztin wütend.

Ich lag hilflos im Bett und wäre am liebsten schreiend auf den Flur gerannt. Ich hatte innerlich getobt in meinem Bett, was meinen Blutdruck in die Höhe schnellen liess und meinen Puls beinahe unmessbar machte. Aber nicht einmal dieser Zustand veranlasste die Ärztin, meinen Zustand festzuhalten. Die geschilderte Diskussion fand vor meiner offenen Tür statt, ohne dass die Ärztin auch nur einen Fuss in mein Zimmer getan, geschweige denn mich untersucht hätte.

Die Folge der unterlassenen Hilfeleistung war fatal, fast letal: Mich holte innerhalb weniger Wochen die vierte schwere Blutvergiftung ein.

Zu hohe Ansprüche
«Wie ich gehört habe, hat *man* mit Ihnen das Austrittsdatum *besprochen*», sagte der Klinik-Chefarzt.
«*Man* hat mir *gesagt*, wann das Austrittsdatum ist», erwiderte ich.
Der Chefarzt lachte und meinte, *besprechen* und *sagen* seien wirklich zwei verschiedene Dinge.
Das Austrittsdatum musste wegen mehrerer Blutvergiftungen verschoben werden. Später stellte sich heraus, dass ich nie mehr nach Hause, in meine Wohnung, gehen konnte. Die Pflege zu Hause sei nicht mehr sicher genug, hat man mir nach einer Sitzung mitgeteilt. An einer Sitzung, die über meine Zukunft entschieden hatte, an der ich nicht hatte teilnehmen können.

Später wurde ein neues Austrittsdatum festgelegt. Ich wusste wie üblich vorerst mal nichts, bis man mir es mitteilte.
«Moment mal», sagte ich der Pflegerin. «Es ist nicht nur wichtig, dass das Austrittsdatum aus pflegerischer und ärztlicher Sicht möglich ist. Ich muss noch meinen Umzug in die neue Wohngemeinschaft organisieren, und meine Sachen in der alten Wohnung holen lassen. Schliesslich kann ich ja nicht auf dem Boden übernachten.»
Zudem erklärte ich, dass ich vor dem definitiven Einzug in die Institution, nachdem meine Möbel gezügelt seien, erst einmal all die

Dinge einräumen müsse. Eigentlich wäre ich gerne noch in meine Wohnung gegangen, um zu entscheiden, was alles an Möbeln mitmuss. Weil das nicht ging, hatte ich halt eine Liste gemacht, damit meine Eltern meine Dinge einpackten. Nun musste ich ihnen aber noch erklären, wo sich was befindet.
«Sie haben eben auch Ansprüche!», war die Antwort auf meine Sorgen.

Selbstbestimmung

Schuld
Sich in seiner und in anderer Schuld zu baden,
ist die einfachste Art,
Probleme zu lösen.

Die Falschparkerin
Ein neues öffentliches Dorfgebäude. Sämtliche Einwohner freuten sich und waren stolz auf das moderne Gebäude: Arztpraxis, Physiotherapie, Post, Bank und sogar die Gemeindeverwaltung inklusive Gemeinderatszimmer waren nun alle im gleichen Komplex. Nur eine Dorfbewohnerin meckerte und freute sich gar nicht. Natürlich wieder eine Behinderte, wie könnte es auch anders sein!
Das Dorfgebäude war das Resultat modernen Denkens eines Architekten. Leider wurde beim Konzept «Arztpraxis, Physiotherapie und öffentliche Ämter in einem Gebäude» der Rollstuhlparkplatz vergessen. Ich stiess mit meinem Anliegen auf taube Ohren. Mir blieb also nichts anderes übrig, als bei meinen Arztbesuchen weiterhin zwei Parkplätze zu belegen, um überhaupt meinen Rollstuhl ausladen zu können. Ich musste deswegen mein Auto stets auf dem Mittelstreifen zweier Parkfelder parkieren. An der Kofferraumtür brachte ich einen deutlich zu sehenden Kleber mit dem Rollstuhlsignet an, obschon ich dies absolut diskriminierend fand.
Aber was macht man nicht alles, um zu beweisen, dass man eigentlich die gleichen Ansprüche wie alle anderen hat, aber unmöglichen Grenzen ausgesetzt wird.

Von einem Arztbesuch zurückkommend, fand ich eines Tages zwischen Scheibenwischer und Frontscheibe meines Autos folgenden Fresszettel eines scheinbar wütenden Dorfbewohners: «Herzliche Gratulation zu Ihren Parkkünsten!»

Wie nett von ihm. Gratuliert der Dorfeinwohner mir dafür, dass ich diskriminiert werde. Wohl noch nie zuvor war ich dermassen stocksauer. Dieser aufmerksame Dorfbewohner war anscheinend blind, als er den Zettel unter meinen Scheibenwischer klemmte. Deutlich zu sehen war nämlich, dass mein Lenkrad auf Handbetrieb umgebaut war. Zudem befand sich das Behindertenzeichen am Auto. Einen positiven Aspekt hatte jedoch dieser Fresszettel. Ich wurde in meinen Ansprüchen endlich ernst genommen und kurzerhand übermalte man einen Parkplatz mit einem gelben Behindertenzeichen.
Meine Freude war jedoch nur von kurzer Dauer.
Wie behindert müssen Nichtbehinderte sein, um auf einem deutlich markierten Behindertenparkplatz ihr Auto abzustellen?
Und das nur, weil der Weg zur Post oder zum Briefkasten ein paar wenige Schritte kürzer ist?
Auf meine Interventionen bekam ich nie eine Antwort.

Mitgefühl und Mitleid

Meine tödliche Krankheit betrifft in der Regel mehrheitlich Menschen ab fünfzig Jahren. Häufig erklären mir Patienten, die siebzig und älter sind, dass sie ihr Leben gelebt haben und keine lebensverlängernden Massnahmen treffen wollen. Auch diese Patienten und nicht nur jene, die überleben wollen, verdienen höchsten Respekt. Denn es braucht sehr viel Mut sowohl sich fürs Sterben als auch für das Überleben zu entscheiden. Überleben kann je nach Situation gar beängstigender sein als Sterben.
Ich gehöre zu den jüngeren Menschen mit dieser todbringenden Krankheit. Umso schwerer ist es manchmal für meine Umwelt zu verstehen, wenn ich in gewissen Situationen das Sterben vorziehen würde. Jedoch kann ich mich erst für oder gegen das Überleben entscheiden, wenn ich alle die mir zur Verfügung stehenden Optionen kenne, das heisst, wenn ich von einem Arzt über diese aufgeklärt werde.
Häufig begegnete ich aber Ärzten, die mir einige Möglichkeiten aus Resignation, Egoismus (Angst, für meine Entscheidung zu sterben

verantwortlich zu sein), eigener Verdrängung und Mitleid gegenüber der schwerkranken Patientin vorenthalten haben. Menschen mit tödlichen Krankheiten sind jedoch meistens stärker, als man von ihnen denkt, und können Wahrheiten besser ertragen als gut gemeinte Lügen, die ich eher als Notlügen bezeichnen möchte. Meistens wird in der Medizin gelogen, wenn Angst, Hilflosigkeit und Mitleid gegenüber dem Patienten dominieren.
Alle drei Gefühle drohen das Gegenüber zu ersticken, was bei Mitgefühl, beim Versuch nachzufühlen, nicht der Fall ist.

Wenige Jahre nach dem Ausbruch meiner Krankheit wurden auch meine Atemmuskeln betroffen, was eine vermehrte Atemunterstützung durch eine Beatmungsmaschine nötig machte. Ich liess deshalb bei einem Professor, einem Facharzt für Lungenkrankheiten am Universitätskrankenhaus, eine Besprechung vereinbaren. Es war entsetzlich, vier Stunden auf den Facharzt warten zu müssen. Hätte ich dies gewusst, wäre ich mit meinem stabileren Elektrorollstuhl gegangen, nun aber hing ich ohne Halt wie eine Banane im Handrollstuhl.
«Ich habe bereits eine Maskenbeatmung zur Erholung der Atemmuskeln während der Nacht. Inzwischen sollte ich ja bekanntlich auch tagsüber beatmet werden. Muss ich dazu immer im Bett liegen?», fragte ich den Professor.
«Mir ist nichts anderes bekannt als diese Beatmungsform», erklärte der Lungenfacharzt.
«Aber es sollte doch für die Beatmungsmaschine Batterien geben, damit ich wenigstens für ein paar Stunden mobil sein kann», fuhr ich entsetzt weiter.
«Da müssen sie sich schon selbst darum kümmern. Das ist halt bei uns in der Schweiz so. Ja, ich habe auch schon mal einen beatmeten Patienten im Rollstuhl herumfahren sehen», entschuldigte sich der Professor.
«Da muss ich selbst dafür sorgen? Wie soll ich als Patientin direkt Zubehör für eine Beatmungsmaschine beschaffen? Ohne Verordnung werde ich doch gar nicht beliefert, da es sich um ein verschreibungspflichtiges Hilfsmittel handelt», fragte ich ungläubig.

«Tja, leider!», antwortete er. «Sowieso, wir empfehlen bei dieser schweren Krankheit auf eine weiterführende Beatmung zu verzichten. Wie Sie wissen, werden Sie am ganzen Körper gelähmt sein und nur noch die Augen bewegen können.»

«Trotzdem, ich muss doch alle Möglichkeiten kennen. Ich bin 29 Jahre alt und kann mich erst für oder gegen das Sterben entscheiden, wenn ich alle Optionen, die es gibt, in Erfahrung bringe. Dazu bin ich hier bei Ihnen», hielt ich empört fest.

Der Professor zuckte lediglich mit den Schultern. Seine Augen zeigten Hilflosigkeit, schienen sich zu entschuldigen. Er schüttelte kräftig meine Hand und wünschte mir von Herzen viel Glück auf meinem weiteren Weg und auf meiner Suche. Das wars!

Ich war wütend, fühlte mich nicht ernst genommen, alleine gelassen und hilflos. Ich verfiel in Selbstmitleid, was meine Lebensgeister zu zerstören schien. Doch was war mit diesem Professor eigentlich los?

In einem anderen Krankenhaus hatte ich eine Buchlesung und lernte dort einen anderen Lungenfacharzt kennen. Ich erzählte ihm davon, dass ich mit meinem Freund daran war, eine Batterie für meine Beatmungsmaschine zu entwickeln, das heisst zu basteln.

Der Lungenfacharzt hat mir bis heute nie versprochen, dass ich durch eine andauernde Beatmung überleben würde, aber er sicherte mir Lebensqualität zu. Nicht alle Patienten kommen in den Genuss eines solchen «Zufalls».

Auch ich begann zu verstehen, dass die Medizin meistens keine Heilung anbieten kann. Aber Lebensqualität und damit Mitgefühl können auch Ärzte bieten.

Small Talk

«Guten Morgen», grüsst mich eine Dorfbewohnerin.

Ich erwidere freundlich den Gruss und versuche, schnellstmöglich meine Einkäufe zu erledigen. Heute ist nicht einer dieser Tage, an denen ich über meine Krankheit sprechen möchte, geschweige denn mit fremden Leuten philosophieren. Auch ich habe solche Tage.

«Wie geht es Ihnen?», fragt mich die Frau.

Ich halte an, atme tief ein und ...

«Ach wie schön. Ihnen geht es gut, Sie sehen ja auch gesund aus», fährt mir die Frau dazwischen, bevor ich ein Wort aussprechen kann.

Gerade in diesem Moment wünschte ich, ich könnte überhaupt nicht mehr sprechen. Ich würde mich nicht darüber ärgern müssen, dass mir die Frau das Wort abgeschnitten hat. Sprachlose lässt man eh nicht zu Wort kommen.

Interessiert sie sich eigentlich, wie es mir wirklich geht? Oder hat sie eher aus Verlegenheit gefragt? Oder hat sie sich verpflichtet gefühlt, mich nach meinem Befinden zu fragen, weil es sich eben gehört?

«Wissen Sie, dem Herrn Müller geht es ja so schlecht. Er leidet an schweren Depressionen. Er könnte sich ein Vorbild an Ihnen nehmen. Sie sind todkrank, schwer behindert, werden beatmet und trotzdem jammern Sie nie», erzählt mir die Frau.

«Ich bin ein schlechtes heroisches Vorbild. Jeder Mensch hat sein eigenes ‹Leiden›. Vergleiche sind im ‹Krankenwesen› hinderlich und diskriminierend. Für die einen kann eine Migräne mehr Elend bringen als für andere eine todbringende Krankheit. Zudem fühle ich mich nicht behindert, und todkrank bin ich schon gar nicht. Oder haben Sie schon mal eine Todkranke Joghurt einkaufen sehen?»

Todkranke liegen, mit allen medizinischen Hilfsmitteln am Leben erhalten, auf der Intensivstation. Wenn schon, dann bin ich vom Tode bedroht. Immerhin bin ich noch am Leben.

«Eigentlich könnte ich Sie mit Herrn Müller mal besuchen. Vielleicht würde es ihm dann besser gehen», fährt die Frau fort und ignoriert damit, was ich ihr zu erklären versuchte.

Verdammt, eigentlich geht es mir heute ja auch nicht besonders gut. Nur hatte ich bisher keine Gelegenheit, dies auszudrücken. Aber irgendwie verstehe ich die Frau auch: Möglicherweise will sie teilhaben und kann es nicht anders zeigen.

«Das finde ich eine nicht sehr gute Idee», erkläre ich und spüre die Wut in mir aufsteigen. Wut über mich selbst, dass ich mich auf ein solches Gespräch überhaupt einlasse. Wut über die Frau, weil sie mitfühlen will und doch nur negatives Mitleid bekundet.

«Warum nicht?»

Ich erkläre ihr, dass es für den Krankheitsverlauf eines Depressiven schlecht sein kann, wenn man ihm vor Augen hält, dass andere «Kranke» mit ihrem «Leiden» besser als er umgehen können. Es bringt auch nichts, einem depressiven Menschen aufzeigen zu wollen, wie schön die Natur ist, wie toll das Leben sein kann. Es wird ihn in seiner Verstimmung noch mehr bestärken und noch mehr herunterziehen. Was ein «Kranker» braucht, sind keine Vergleiche, sondern Mitgefühl und Verständnis.

Ich weiss nicht, ob die Frau mich verstanden hat. Wir wünschen uns gegenseitig einen schönen Tag und gehen unsere verschiedenen Wege.

Wie geht es uns?

Es klopft. Der Chefarzt betritt mit sämtlichen Therapiedisziplinen und Pflegeangestellten mein Krankenzimmer. Lässig steht er neben meinem Bett.

«Wie geht es *uns* denn heute?», fragt er die Pflegerin und schaut auf das Pflegeverlaufsblatt.

«Ehm, nun ja, *sie* ...», antwortet die für mich zuständige Pflegerin verlegen.

Ich koche vor Wut: «Wie es *Ihnen* geht, weiss ich nicht. *Mir* geht es jedenfalls nicht besonders.»

Wie gerne hätte ich ihm einen Vortrag über Ethik, Verhalten gegenüber Patienten und Bevormundung im Spital gehalten. Da es mir aber nicht besonders gut geht, habe ich dazu keine Kraft, und ich betrachte es eigentlich auch nicht als meine Aufgabe, einen Chefarzt darüber aufzuklären.

Wahrnehmung

Ich denke etwas,
ich sage das Etwas, das ich gedacht habe,
du hörst das, was ich gedacht habe und dir jetzt sage,

du wirst das, was ich gedacht, dir gesagt habe und du von mir gehört hast, jemandem weitersagen.

Die Abmagerungskur

«Radio 99, das Radio für alle, die nicht ganz hundert sind!», klingt es aus meinen Lautsprechern. «Jetzt haben wir das Wundermittel für garantierte Gewichtsreduktion für Sie! Abmagerungskur ultra plus. Keine leeren Versprechungen mehr, kein Schlucken von Pillen, kein Jojo-Effekt. Für nur Fr. 26.90 erhalten Sie portofrei zwei Laborgläser mit dem Bakterium der Gattung Serratia marescens, das Sie sich lediglich in die Vene spritzen müssen. Nadeln und Spritzen im Preis einbegriffen. Damit ist die Abmagerung gesichert. Sie werden lediglich Fieberkrämpfe, Schüttelfröste und Todesängste durchleiden. Ihr Arzt wird Ihnen dann gegen die Blutvergiftung starke Antibiotika verschreiben, die garantiert Ihr Übergewicht killen werden. Ihre Kilos werden Sie regelrecht ‹übergeben›.»

Fiebernd erwache ich, schweissgebadet, und muss mich übergeben. Ich höre Joan Baez aus den Lautsprechern meines Radios. Seit Wochen kämpfe ich mit einer Blutvergiftung, bekomme Antibiotika und habe dadurch einige Kilos abgenommen. Die Lage scheint aussichtslos. Die Sterbewache tupft mein nasses Gesicht mit einem kühlen Waschlappen ab.

Schlaftablette

Ich wälze mich im Bett hin und her. Alles, was mich bisher nie gestört hat, raubt mir den Schlaf: die Strassenlaternen, die Mücken, der Duft nach Desinfektionsmittel, das Klingeln anderer Patienten, Schmerzen, die Unruhe, und nicht zu vergessen die Todesängste. Schlaflosigkeit kannte ich bisher nicht.
«Ich muss schlafen, unbedingt schlafen. Ich muss doch zu Kräften kommen», denke ich.
Doch je mehr ich mich darauf fixiere, schlafen zu müssen, umso weniger finde ich Schlaf.

Immer wieder blitzen Bilder durch meine wirren Gedanken. Die Hoffnung, vor Erschöpfung einschlafen zu können, zerschlägt sich mit jeder Stunde, die sich dem Morgen nähert, noch mehr. Die Erschöpfung bringt zwar eine noch tiefere, jedoch unerträglichere Müdigkeit. Das Eindösen lässt mich auch schon wieder schweissgebadet, mit heftigem Herzklopfen in Panik aufwachen.
«Meine Güte! Ich habe Angst vor dem Einschlafen. Angst davor, nie mehr aufzuwachen», erkenne ich und schlage meine Hände vors Gesicht.
Ich reisse an meinen Haaren, um zu spüren, dass ich noch spüre. Nicht nur der sich entwickelnde Fieberschub, sondern nackte, panische Todesangst lässt meinen Leib erzittern.
Es ist so dunkel, überall. Vielleicht würde ein kleines Licht im Zimmer meine Angst dämpfen und mich beruhigen. Aber es hilft nicht. Die Nachtpflegerin bindet ein Handtuch um den Kopf über meine Augen. Nun ist es stockdunkel. Aber die Augenbinde engt mich noch mehr ein und löst Atemnot aus. Ich muss sie abreissen.
«Meine Augen atmen doch nicht», denke ich.
Gibt es atmende Augen?
«Ja!», stelle ich ernüchtert fest.
Endlich wird es Morgen und meine Angst kann schlafen gehen. Die Vögel beginnen zu singen, die Frösche künden die Morgendämmerung mit heftigem Quaken an. Ich schaue aus dem Fenster. Das Morgenlicht beruhigt mich. Die Welt fängt an zu «leben».
Ich ziehe die Bettdecke über den Kopf. Jetzt kann es dunkel sein. Ich bin ja nicht mehr alleine. Die Welt hat den Morgen wieder. Es werden bald genügend Menschen da sein, die meinen Schlaf überwachen können, die ein «Nicht-wieder-Aufwachen» verhindern. Erleichtert, beruhigt döse ich allmählich ein.
Meine Augen sind geblendet.
Eine Stimme reisst mich aus meinem krampfhaft gesuchten und endlich gefundenen Schlaf: «Brauchen Sie eine Schlaftablette?»
Ich könnte die Pflegerin, die es ja nur zu gut mit mir meint, erwürgen.

Gesundheit im Fernsehen

Sehr geehrter Herr Dr. Looth,
Sehr geehrte Damen und Herren,
Herzlichen Dank für Ihren Brief vom 17. September 2005. Ihre medizinische TV-Sendung wird zunehmend kritisiert. Sie bitten uns um Unterstützung.
Wir als Teilnehmerin und Teilnehmer von verschiedenen TV-Sendungen möchten Ihnen gerne persönlich unsere Sicht darlegen und nicht nur eine Unterstützung beziehungsweise Erklärung unterzeichnen.
Zunächst möchten wir Ihnen für die einfühlsamen Berichterstattungen über von schweren Krankheiten heimgesuchte Patientinnen und Patienten danken. Eine medizinische TV-Sendung hilft wesentlich mit, Verständnis für Patientinnen und Patienten und ihre seltenen Krankheiten zu wecken und andere Mitbetroffene miteinander ins Gespräch zu bringen. Die Sendung kann die hohe Qualität der Betreuung dieser Patienten aufzeigen und aufwändige, kostenintensive Behandlungen (wie zum Beispiel eine Beatmung zu Hause und andere spitzenmedizinische Leistungen) verständlich darlegen.
Neben einer hohen Fachkompetenz als Arzt benötigt dies ein Verständnis für die Medien wie auch pädagogisches Wissen und Geschick.
Ethische Grundsätze sollten einer TV-Sendung über Gesundheit immer zugrunde liegen. Es gilt, die Würde und Autonomie der Menschen strikte zu respektieren und den Menschen nicht als Mittel zum Zweck zu benutzen. Dieser ethische Anspruch führt zwangsläufig zu Begrenzungen in der Gestaltung einer TV-Sendung, die sich einer der Grundfragen des Menschen stellt, nämlich der Frage von Werden und Sterben. Diesem ethischen Anspruch messen wir in einer medizinischen TV-Sendung höchste Priorität zu.
Wie weit sollen prominente Persönlichkeiten als Patientinnen und Patienten in eine solche Sendung direkt miteinbezogen werden? Besteht dabei nicht schnell die Gefahr, dass diese Personen zu Aktionen und Aussagen gedrängt werden, die sich

später psychisch und körperlich-gesundheitlich negativ auswirken können?

Wie weit sollen Live-Untersuchungen und -Experimente in die Sendung miteinbezogen werden? Sind sich die direkt beteiligten Ärzte bewusst, welchen Risiken sie die Patienten aussetzen? Werden dabei Patientinnen und Patienten als Mittel zum Zweck benutzt? Sind die Intimität und der Persönlichkeitsschutz von Patientinnen und Patienten bei der Zurschaustellung von ihren Organen und deren Funktion (zum Beispiel Live-Bronchoskopie) immer gewährleistet? Bleibt die Kamera bei unvorhergesehenen Reaktionen und Komplikationen «voyeurhaft» auf das Ereignis gerichtet oder wird sie weggedreht? Genügt aber «einfach ein Wegschauen» tatsächlich?

Die Auseinandersetzung mit Patienten benötigt Zeit. Wird diesem Zeitfaktor in einer Live-Sendung genügend Beachtung geschenkt?

Wie weit können Patientinnen und Patienten und ihre Krankheiten in kurzen «Flashes» dargestellt werden? Imitieren wir dabei nicht die verpönte «Fünf-Minuten-Konsultation»?

Müssen Patientinnen und Patienten, die sich und ihre Krankheit einer breiten Öffentlichkeit präsentieren, nicht besonders sorgfältig betreut werden? Halten Patientinnen und Patienten wie auch Vertreterinnen und Vertreter aus dem Publikum dem Druck von Aussagen in der Öffentlichkeit live und unter Zeitdruck ohne nachträgliche Möglichkeit zur Korrektur immer stand?

Die Vorbereitungen wie auch die Nachbetreuung der Patientinnen und Patienten nicht nur unmittelbar vor und nach der Sendung scheinen uns notwendig zu sein.

Neben einer fachmedizinischen Begleitung einer Gesundheits-Sendung wäre eine vertiefte medizinisch-ethische Begleitung einer TV-Sendung unser grösstes Anliegen.

Mit herzlichen Grüssen
Sonja Balmer
Dr. med. Franz Michel

Selbstmord?

Im Jahre 2003 wurde ein Dokumentarfilm über mein Leben, die Krankheit und meine Lebensphilosophie ausgestrahlt. Mein begleitender Arzt und ich haben im Film sehr offen über das Sterben Auskunft gegeben und gingen damit auch das Risiko ein, massive Kritik und Missverständnisse auszulösen.

Im Film sprachen wir darüber, wie mein Sterben als Folge meiner Krankheit verlaufen würde: Meine Atmung wäre aufgrund der Muskelschwäche derart gelähmt oder geschwächt, dass ich das CO_2 nicht mehr abatmen könnte, der Wert würde im Blut steigen und mich in einen komaähnlichen Zustand versetzen. Ich würde einschlafen und sterben, ohne es zu merken, ohne Atemnot oder Schmerzen zu verspüren. Sofern ich nicht bereits an einer Beatmungsmaschine – wie heute – angeschlossen wäre. Eine Beatmungsmaschine müsste abgestellt werden, langsam, dann würde ich den gleichen Weg gehen.

Wir sprachen auch über den Zeitpunkt, wann ich sterben würde: Entweder würde die Krankheit die Entscheidung übernehmen oder ich müsste ganz klar, in vollständig intaktem Geisteszustand signalisieren, dass ich nicht mehr leben wolle und das Sterben vorziehen möchte. Der Film stellte dar, dass der Zeitpunkt für mich dann gekommen ist, wenn ich meine Gedanken, meine künstlerischen Fähigkeiten meinem Umfeld, meinen Mitmenschen nicht mehr mitteilen kann. Die Beatmungsmaschine würde langsam zurückgestuft, so dass dieses «Hinüberschlafen», das schlafende Sterben, erreicht würde. Wer die Maschine zurückstellen, wer meinen Wunsch erkennen und in meinem Sinne handeln wird, wann und wo dies geschehen wird, muss immer in einer gut strukturierten und durch einen Anwalt und Arzt abgesicherten Patientenverfügung niedergeschrieben werden. Eine solche Verfügung bedarf einer Auseinandersetzung mit Ethik und Sterben, was Monate und Jahre dauert und allenfalls immer wieder überarbeitet und aktualisiert werden muss.

Der Dokumentarfilm «Keine Zeit zu sterben» löste bei einigen meiner ehemaligen Pflegerinnen Unsicherheiten aus: «Was ist, wenn sich unsere Patientin das Leben nimmt beziehungsweise die Beatmungsmaske nicht mehr aufsetzt? Sind wir dann schuldig? Was können wir tun, um das zu verhindern? Müssen wir etwas tun? Sind wir geschützt?» Es waren berechtigte Fragen, die mir zeigten, dass wir mit der Thematik einige Jahre zu früh waren, dass ein Dokumentarfilm kein geeignetes Mittel ist, so komplexe, individuell zu lösende Fragen dem Publikum verständlich zu machen. Wir provozierten Ängste, was wir bestimmt nicht wollten. Wir lösten Schuldgefühle aus anstatt dass wir Verständnis dafür schufen, wo Lebensqualität begrenzt sein kann und wie ein Mensch in Würde sterben kann.

Die Entscheidung eines «Selbstmordes» liegt bei der schwer erkrankten Patientin, die diese Option selbst in Betracht ziehen kann. Die Patientin sollte sehr aufrichtig und offen darüber sprechen. Eine minimale Lebensqualität kann nur die Patientin selbst definieren. Selbstverständlich bei intaktem geistigen Zustand. Meiner Ansicht nach gilt es sowieso zu differenzieren, was eigentlich «Selbstmord» ist und bedeutet. Ein von schwerer Krankheit heimgesuchter Mensch, der künstlich beatmet wird, weiss, dass er ohne Beatmung längst tot wäre er. Dieser Mensch kann nun, wenn er keine Lebensqualität mehr verspürt, die Maschine abstellen lassen, er stirbt. Kann man da wirklich von «Suizid» sprechen?

Fleischgier

«Kann man gesünder als gesund sein? Kann man kränker als krank sein?», frage ich den Seelsorger, der neben mir auf einem Stuhl sitzt.
«Wie meinen Sie das?»
«Gesund wäre ja eigentlich, wenn ein Kranker neidisch auf die Genesung eines anderen Kranken ist. Krank ist, wenn ein Kranker neidisch auf die Krankheit eines anderen Kranken ist. Gerade so verhält es sich, wenn ein Gesunder neidisch auf die Gesundheit eines Gesunden ist», erkläre ich.

«Was ist geschehen?», fragt er mich. «Erzählen Sie!»
«Seit ich krank bin, werde ich oft nur noch mit meinen Krankheiten identifiziert, die zwar offensichtlich zu meinem Leben gehören und es prägen, aber nicht meine Persönlichkeit und Fähigkeiten ausmachen.»
«Wie äussert sich das?», fragt er weiter.
«Ich höre oft, dass man mich bewundert, weil ich mit meiner Krankheit so gut umgehen könne. Viele sagen, dass ich krank sei, schreibe und male. Selten sagt man, dass ich schreibe, male und krank sei», erkläre ich. «‹Sie kann nur so gut schreiben und malen, weil sie krank ist und sich intensiver mit der Materie und Thematik auseinandersetzen kann›, heisst es jeweils. Gibt es nur das an mir zu bewundern oder zu beneiden?»
«Wenn jemand neidisch auf Sie ist, bedeutet das ja auch, dass Sie stolz sein können. Denn scheinbar haben Sie eine Art, eine Eigenschaft, irgendeinen Besitz, den der Neider begehrt. Neid weist eine gewisse Identitätsproblematik, Unzufriedenheit und Unsicherheit des Selbst aus.» Der Seelsorger räuspert sich.
Neid könne aber auch sehr verletzend sein, halte ich fest.
«Verletzt wird man nur, wenn man verletzbar ist!», erklärt er.
«Ich wurde und werde, wenn auch heute weniger als früher, immer noch wegen meines Erfolges als Autorin und Künstlerin beneidet. Oder gar wegen meiner Krankheitsbewältigung, meiner Lebensphilosophie und sogar wegen meiner Beziehung zu meinen Freunden und meiner Familie. Sind meine Fähigkeiten ‹nur› auf meine Krankheitsbewältigungsstrategien und die daraus resultierenden Vorzüge zu reduzieren?»
Der Seelsorger steht auf und geht zum Fenster, schaut nachdenklich in die Ferne.
«Mmh», murmelt er, «Ich denke, wenn man krank ist, kann man kaum dadurch Vorzüge haben.»
Er dreht sich um.
«Doch, natürlich kann man das. Ein Vorzug kann zum Beispiel vermehrte Aufmerksamkeit sein: Kind A erhält von der Mutter, weil es krank ist, mehr Zuneigung als Kind B, das als Folge neidisch auf Kind A ist», erkläre ich.

Der Seelsorger schaut mich erstaunt an. «Aber kranke Erwachsene sind doch keine Kinder.»
«Ja, der Meinung bin ich auch. Aber die Krankheit kann einen Menschen derart verändern, dass das Verhalten für Gesunde kaum nachvollziehbar wird. Umgekehrt können sich kranke Kinder, die durch ihr Leiden kaum noch Kinder sein können, schnell zu erwachsenen Menschen entwickeln.»

Ich versuche eine Erfahrung als Beispiel zu erzählen:
«Vor wenigen Jahren lag ich im Krankenhaus. Ich wurde auf eine andere Station verlegt. Dort behandelte man mich bereits in den ersten Minuten meines Aufenthaltes sehr abschätzig und missmutig. Ich verstand nicht warum. Nach ungefähr zwei Wochen stellte ich einen Pfleger, der mich anschnauzte, zur Rede.
‹Ich werde Sie nicht besser behandeln, nur weil Sie berühmt sind!›, erklärte er.
‹Habe ich in den zwei Wochen je ein Zeichen gegeben, dass ich berühmt bin und besser behandelt werden will als andere?›
Er verneinte: ‹Ehrlich gestanden habe ich die Information über Ihre Tätigkeiten als prominente Persönlichkeit nicht von Ihnen.›
‹Warum kommen Sie denn zur Annahme, dass ich besser behandelt werden will? Ich habe ja schon gar nicht meinen wahren Namen preisgegeben, weil ich Angst hatte, ich würde Arschkriecher anziehen.› Ich war überrascht.
‹Als Sie auf unsere Station verlegt wurden, erklärte mir der Leiter der Station, wo Sie vorher untergebracht waren, dass wir besonders Sorge zu Ihnen zu tragen hätten, da Sie eine prominente Persönlichkeit seien›, erklärte mir der Pfleger.
Ich war entsetzt und verletzt: ‹Wie sehr mich solche Interpretationen schmerzen! Ich will gar nicht anders behandelt werden als andere Patienten, die ein ebenso komplexes Krankheitsbild mit verschiedensten tödlich verlaufenden Krankheiten haben.»
Der Seelsorger versucht zu verstehen. Er kann nicht glauben, dass Menschen so sind.
«Durch meine künstlerischen Tätigkeiten ist auch meine hauptsächliche Krankheit ALS in den letzten Jahren bekannt geworden.

Oft erwartete man von mir, dass ich bei jedem Medienauftritt meine Krankheit zugleich vertrete und damit anderen Menschen helfe.»

Ich erzähle dem verwunderten Seelsorger noch ein anderes Beispiel:
«Kurz vor meinem TV-Auftritt bei einer sehr bekannten Talk-Show im Schweizer Fernsehen versendete ich einige Mails an Freunde, die ich bat, mich mental zu begleiten. Eine Patientenorganisation hatte von meinem Auftritt erfahren und schrieb mir folgende Zeilen: ‹Da Sie auch behindert sind, ist zu erwarten, dass Sie in der Sendung auf unsere Organisation aufmerksam machen werden!›
Was wäre ich für ein Mensch, wenn ich andere vom Schicksal Getroffene nicht unterstützen würde? Ich habe die Patientenorganisation nicht erwähnt, denn mein Auftritt im Fernsehen sprach alleine schon als solcher für andere Behinderte und Kranke. Und für Gesunde wollte ich ja auch noch sprechen.»
Der Seelsorger setzt sich wieder auf den Stuhl. Ich liege in Schweiss gebadet im Bett.
«Wenn man für kranke und behinderte Menschen Verständnis von Gesunden erreichen beziehungsweise fördern will, muss man nicht zuletzt die Gesunden ansprechen», hält der Seelsorger verständnisvoll fest.
«Ja. Und dazu sind von Krankheit betroffene Menschen nicht nur krank, sondern haben auch integrative, gesunde Seiten und gelten damit für mich als gesund.»
«War Cäsar auch ‹nur› ein mächtiger Herrscher, weil er an Epilepsie litt?», murmelt der Seelsorger vor sich hin.
«Wurde Lou Gehrig bekannt, weil er wie ich an ALS litt und daran starb oder weil er ein ausgezeichneter Baseball-Spieler war?», frage ich.
Ehe ich einatmen kann, ergreift der Seelsorger das Wort: «Galt Beethoven erst, als er taub wurde, als ein grandioser Komponist?»
«Wird Stephen Hawking als das Jahrhundertgenie angesehen, weil er tatsächlich mit Einstein zu vergleichen ist oder weil er trotz seiner Krankheit ALS studiert und die Lebenserwartung mit dieser Krankheit um mehrere Jahre übertroffen hat?»

Wohl beides, sind wir uns einig.
Der Seelsorger fragt mich, was ich tue, um mich von Neidern abzugrenzen.
«Abgrenzen fällt mir schwer, weil ich mich ungerecht behandelt fühle. So versuche ich immer mich zu rechtfertigen. Ich male mir jedoch in schlimmen Fällen ein Bild aus.»
«Was für ein Bild?»
«Wenn sich Neider in Behindertenszenen blicken lassen, habe ich stets das Bild von fleischgierigen Wölfen vor mir. Wölfe, die im Winter hungern müssen und dann, wenn sie ein Huftier gerissen haben, um den letzten kleinsten Bissen Fleisch kämpfen. Nur glaube ich nicht, dass Wölfe neidisch sein können. Das können nur Menschen.»

Lebensmüde

Es ist nicht die tödliche Krankheit selbst,
die mich lebensmüde werden lässt,
sondern das, was sie von mir abverlangt, um weiterleben zu können.

Abhängigkeit

Gestohlene Kommunikation
Meine grösste Angst war und ist immer noch, mich einmal nicht mehr mitteilen zu können. Obschon es heute viele elektronische Hilfsmittel gibt, besteht meine Angst fortan. Denn ich weiss, dass ich eine Krankheit habe, die mir irgendwann die Werkzeuge zur Sprache, nämlich die Muskeln, nehmen wird.

Einen Vorgeschmack, wie es sein wird, einmal nicht mehr sprechen zu können, erhielt ich, als mich meine Atmung dermassen schwächte, dass ich wahrhaftig fast keinen «Pieps» mehr herausbrachte. Ich wählte damals die schriftliche Form, weil mit den Händen fuchteln und Füssen zappeln, Augen verdrehen, die um mein Bett stehenden Leute am Kragen packen oder am Ärmel zupfen zwar das notwendigste Mitteilungsbedürfnis befriedigen konnte, aber um zu überleben zu wenig präzise war. So stehen heute noch in meinem Notizbuch Sätze in einem völligen Durcheinander, so dass mich ein ironisches Schmunzeln bewegt, wenn ich sie lese.

Einige Tage und Nächte vor dem überlebensnotwendigen Luftröhrenschnitt entstanden Zeilen des Unverständnisses, der Panik, des Überlebenskampfes und des Gefühls, dass niemand verstand, dass ich leben wollte:
«Ich vertrage die Hitze nicht!», schrieb ich, während ich nach Atem rang, in mein orangefarbenes Notizbuch.
Der Pfleger versorgte mich mit kalten Waschtüchern, um mich abzukühlen.
«Ein Dospir, Inhalation …» Ich zeigte verzweifelt auf meine Inhalationsmedikamente.
Der Pfleger fragte, ob ich dies und jenes wolle, nur nicht, ob ich inhalieren müsse. Wütend begann ich zu zappeln. Warum verstand der mich nicht?

«Jedes Mal, wenn ich schlucken will, bleibt Kehldeckel zu ...», versuchte ich der Assistenzärztin zu erklären, warum ich, wie sie mich aufforderte, nicht schlucken konnte.
Sie nickte mir zu und bekräftigte damit die Tatsache. Eine Stunde später musste ich feststellen, dass sie mich gar nicht verstanden hatte und immer noch meinte, es handle sich lediglich um einen reversiblen Stimmritzenkrampf. Eine unangenehme Sache, erklärte sie mitfühlend.
Unangenehm? Verdammt, ich kämpfte um mein Leben!
«Viel Schleim!», versuchte ich mit zappelnden Beinen zu betonen, während es beim Atmen brodelte und ich in hilflose Augen schaute.
«Es ist mir zu heiss ...» Ich hätte in dem Moment die Sonne auf den Mond schmeissen können und mit ihr auch die Assistenzärztin, die noch hilfloser in meine Augen schaute.
Ich befand mich gegenüber der Assistenzärztin in einem Wechselbad von Verständnis und Unverständnis.
«Ich hab noch nicht inhaliert ... Dospir und Ecomucyl!» Ich hätte schreien können.
Dem Schreien entsprechend war meine Schrift schlecht leserlich.
«Keine Luft ...», versuchte ich meiner Atemlosigkeit Gewicht zu verleihen.
«Kein Stimmritzenkrampf!» Wie ich diese verdammten Interpretationen an meinem Bett hasste.
Noch bevor ich dazu kam, mich zu verständigen, drehte sich die Assistenzärztin schon um und vermutete dies und jenes. Hätte sie sich nur ein paar Sekunden mehr Zeit genommen, wäre es gar nie zu Interpretationen gekommen und man hätte Zeit sparen können.
«Viel Schleim in der Lunge ...» Ich hoffte, dass man endlich verstand, dass man mich absaugen musste.
«... solange er dort ist, reizt es!», schrieb ich weiter.
«... muss raus, wegen Infekt!» Ich versuchte damit aufzuzeigen, dass ich Bedenken hatte, es könnte sich ein Infekt entwickeln, weil ich den Schleim nicht aus eigener Kraft abhusten konnte.
Und nochmals: *Viel* Schleim in der Lunge ...»
«Shit!» Dann versuchte ich es halt eben in einer anderen Sprache.
«Jedes Mal wenn ich schlucke ..., zu.» Ich erkannte, dass die Assis-

tenzärztin das mit den Stimmritzen und dem Kehldeckel immer noch nicht verstanden hatte, und versuchte es nochmals anders: «Die Abklärungen haben ergeben, dass die Kehlkopfklappe nach Schluckakt zu schwach ist, um sich wieder schnell öffnen zu können, und damit die Luftwege verschliesst.»

Ich lieferte entsprechende Facts, um die Assistenzärztin zu überzeugen, dass das Fass am Überlaufen war!

«Bitte den Chefarzt anrufen ...», bat ich in meiner Verzweiflung.

Damit hatte ich wohl ihre Ehre angegriffen und ihre Kompetenz massiv in Frage gestellt.

«Ich habe keine Kraft mehr!», schrieb ich in grossen Buchstaben und von der Anstrengung völlig durchnässt auf, während die Assistenzärztin sich mit ihrem Arztkollegen unterhielt.

Meine Sauerstoffwerte sanken schon während Stunden immer wieder völlig in den Keller, nein in tiefsten Boden. Ich nahm Unruhe, Unsicherheit und Hektik um mich wahr, während meine Gedanken bedrohlich ruhig wurden und ich nur eines wollte: wach bleiben und leben.

Der Kollege der Assistenzärztin drückte auf der Beatmungsmaschine herum.

«Ich setze die Alarmhemmschwelle runter, damit die Pflegerinnen bei Schleim oder einem Hustenreiz nicht immer gleich springen müssen», erklärte er den Pflegerinnen.

Mir erklärte er, dass er mir jetzt etwas zum Schlafen spritzen werde. Scheisse, ich wollte doch wach bleiben.

«Bei Muskelschwäche darf man das nicht ...» Panik ergriff mich. Wusste der überhaupt, was er tat?

Der Assistenzarzt beruhigte mich. Er habe darin grosse Erfahrung und er kenne die Risiken bei meiner Krankheit. Er habe das schon im Griff. Zudem sei ich ja beatmet und damit vor einem Atemstillstand sicher. Er werde regelmässig nachschauen, wie es mir gehe.

Ich jedoch wusste, dass man mit solchen Medikamenten bei meiner Krankheit äusserst zurückhaltend und vorsichtig sein sollte. Zudem war ich durch eine Nasenmaske beatmet, die zwar die Muskeln unterstützen kann, aber nicht die gleiche Sicherheit in der

Beatmung darstellt wie ein Luftröhrenschnitt. Schliesslich hätte mir ein Atemstillstand bei nur geringsten Dosierungen drohen können, was sich dann auch später – gerade nur vier Tage danach – bei einer ähnlichen Situation bestätigte.

Ich zupfte am Ärmel der Ärztin und schrieb noch einmal: «Ich habe keine Kraft mehr!», und unterstrich meine niedergeschriebenen Worte auf dem Papier.

Die Assistenzärztin verlor nach ein paar Stunden die Nerven. Sie schrie mich und den Pfleger, der ja nur mein Bestes wollte, an. Sie wolle jetzt schlafen, ich solle mich entspannen und auch versuchen zu schlafen. Der Pfleger solle einfach nicht mehr ins Zimmer kommen, um nach mir zu schauen, die Krise würde von selbst vorübergehen, ich würde mich dann schon «beruhigen».

Schlafen hätte ich schon können, ohne Probleme. Nur durfte ich nicht. Der Pfleger musste mich immer wieder aus meinem beinahe komatösen Schlaf wecken, damit ich meine Atemmuskeln zu etwas besserer Atmung aktivierte und nicht gänzlich für immer und ewig einschlief. Während die Assistenzärztin schlafen ging, verbrachte der Pfleger die folgenden Stunden an meinem Bett, obwohl er eigentlich noch die anderen Patienten hätte betreuen sollen. Wir fühlten uns nicht ernst genommen und alleine gelassen. Ich war nicht handlungsfähig. Der Pfleger durfte die Vorschriften nicht überschreiten, er musste den Dienstweg einhalten und durfte den Chefarzt nicht direkt anrufen. Schliesslich hatten die Assistenten alles im Griff: Was man nicht weiss, macht einen nicht heiss. Und wenn man schläft, kann man die Realität ausschalten.

Die Assistenzärztin weigerte sich, meinen Zustand zu kontrollieren. Sie kam einfach nicht mehr, trotz Aufforderung des Pflegers und obwohl er die Verantwortung ablehnte.

Die Assistenzärztin verbot mir dann gänzlich die schriftliche Kommunikationsform mit allen Personen und nahm mir mein Notizbuch weg. Sie meinte, ich dürfe nichts mehr schreiben, weil ich mich erholen müsse, das habe vorhin der Chefarzt verordnet. Sie erkannte nicht, dass das Mitteilungsverbot mich noch ohnmächtiger und schwächer machte. Mit dem Verbot erhoffte sie, ihre nächtliche Ruhe zu bekommen. Sie hatte die «mühsame Patientin» zum

Schweigen und damit zur Resignation gebracht. Ich litt leise in der Seele, im Körper laut röchelnd vor mich hin.

Später sollte ich erfahren, dass der Chefarzt von dieser Krisensituation nichts erfahren hatte. Ich kam mir vor wie in Zeiten, als man den Sklaven die Zungen rausschnitt, um ihnen das Sprechen zu verunmöglichen.

Um meiner Verzweiflung Ausdruck zu verleihen und aufzuzeigen, dass ich diese Art, mit der lebensbedrohlichen Situation umzugehen, nicht mehr akzeptierte, begann ich, meine Beatmungsmaske vom Gesicht zu reissen, was den Pfleger völlig in Verzweiflung brachte. Das Schlafen ohne Beatmungsmaske hätte in dieser Nacht meinen Tod bedeutet, was mir bewusst war. Mein Druckmittel brachte die Assistenzärztin völlig in rasende Wut.

Sie kam an mein Bett, schrie mich und den Pfleger an. Ich solle die Maske gefälligst behalten, ich würde schon noch nicht sterben!

Natürlich wollte ich noch nicht sterben. Was ich jedoch mit dem Wegreissen der Beatmungsmaske bezwecken wollte, hatte sie immer noch nicht begriffen.

Die Nacht verging und der Morgen kam. Der Mond verschwand und die Sonne brachte mir schon am frühen Morgen die gehasste Hitze zurück. Ich lebte immer noch, obschon ich seit nun mehr als zwölf Stunden um Atem rang. Die sehr niedrigen Sauerstoffwerte – nur noch bis zu vierzig Prozent – kündigten einen Luftröhrenschnitt an, man rief meinen behandelnden Lungenfacharzt aus den Ferien ins Spital.

Ich werde unser gemeinsames Gespräch und die damit verbundene Trauer über den Verlust der eigenen Atemkraft nie mehr vergessen. Wir mussten uns für einen Luftröhrenschnitt entscheiden, um mein Leben zu retten. Während drei Tagen wurde ich einfühlsam auf die bevorstehende Operation und das Leben «danach» vorbereitet.

Der Tag der Operation zeigte uns, wie schwach ich wirklich war. Drei Stunden vor dem geplanten Luftröhrenschnitt hatte ich einen Atemstillstand. Und dann musste alles schnell gehen ...

Medizinische Maschinerie

Mit vierzehn Jahren begann meine Odyssee als «kranker» Mensch. Als Teenager hatte ich furchtbare Knieschmerzen, die als so genannte Störungen des Knorpelwachstums konservativ behandelt wurden. Die ausserordentlich anstrengenden Physiotherapien brachten aber nicht den erwünschten Erfolg. Die Schmerzen wurden immer schlimmer und oft musste mich mein Lehrer auf Wanderungen steile Berghänge hinuntertragen, was mich sehr beelendete. Das Wandern war mir die sinnvollste, wunderbarste Art, den Körper aktiv, sportlich herauszufordern.

Nach monatelangem erfolglosem Training meiner Oberschenkelmuskulatur beim Physiotherapeuten entschied der orthopädische Chirurg, mein Knie zu operieren. Restbeschwerden führten nur zwei Monate später zum zweiten Eingriff. Die Schmerzen waren weniger, doch war nach wie vor Physiotherapie notwendig. Eine dritte Operation, am anderen Knie, liess nicht lange auf sich warten. Die Heilung war von Anfang an trotz Therapien verzögert. Andere Gelenke, etwa an den Fingern, schmerzten mich und waren geschwollen. Mit fünfzehn Jahren suchte mich eine erste Brustfellentzündung heim, später eine Herzbeutelentzündung. Häufig plagten mich schwere Bronchitiden. Auch verfiel ich immer wieder in Zustände, in denen ich mich nicht bewegen konnte.

Die Ärzte waren ratlos und sahen mich als sensibles, körperlich eher schwächliches Mädchen.

Begleitend zu den bereits geschilderten Beschwerden kamen noch – ich war inzwischen eine junge Frau – Muskelschwächen, Muskelzuckungen und Muskelschwund dazu. Man versuchte in einem Universitätskrankenhaus einen gemeinsamen Nenner beziehungsweise eine einheitliche Diagnose zu finden. Sämtliche multisystemische Krankheiten in allen Disziplinen der Medizin wurden untersucht, sogar psychische Krankheiten.

Die Therapien waren weiterhin symptombezogen. Viele Fehldiagnosen waren der Unkenntnis wegen die Folge, die trotzdem auch aus heutiger Sicht adäquate Therapien nach sich zogen. Die Medikamente verursachten jedoch zusätzliche Symptome wie zum Bei-

spiel Sensibilitätsstörungen oder epilepsieähnliche Muskelzuckungen oder sogar Anfälle.
Symptome und Therapien liefen derart ineinander, dass eine sachliche Differenzierung nicht mehr möglich schien.
Aber wie konnte jemand zu diesem Zeitpunkt ahnen, dass alle diese Beschwerden keinen gemeinsamen Nenner haben würden?

Nach Jahren der Verwirrung, Demut und Radikalität, des Gefühls, nicht ernst genommen und missbraucht zu werden – was bis zu einem gewissen Grad auch so war und nicht «nur» ein Gefühl darstellte –, bildeten sich die Symptome, die als Folge der falsch verschriebenen Medikamente beziehungsweise deren Nebenwirkungen auftraten, nach deren Absetzen zurück.
Die Zeit, als die erste Diagnose nach entsprechenden Untersuchungen gestellt wurde, war für mich längst derart bedrohlich, dass mich das «Urteil» einer tödlich verlaufenden Krankheit nicht weiter erschreckte. Die erste Diagnose einer schweren Lähmungskrankheit, nämlich ALS, sollte die Symptome der erst seit wenigen Jahren im Vordergrund stehenden Erkrankungen umschreiben und mir aufzeigen, wie aggressiv schnell sie inzwischen fortschreitet.
Die zweite Diagnose, Polyarthritis, stellte ein Fachspezialist, nachdem die Beschwerden meiner Teenagerjahre nach mehr als zehn Jahren Ruhezeit – als hätte die tödliche Krankheit diese verdrängt – wieder auftraten.
Und die dritte, letzte Diagnose, Kataplexie, wurde ein Jahr nach der zweiten Diagnosestellung eröffnet und betraf ebenfalls die Beschwerden, die ich seit meiner Jugendzeit kannte.

Es gab also keine Diagnose, die alle Krankheiten zusammen umschrieb, sondern drei Hauptkrankheiten, die sich gegenseitig beeinflussen und wiederum weitere Diagnosen und deren «Kinder» mit sich bringen: progrediente Tetraparesen, Muskelschwäche und Muskelatrophien, progrediente Kau-, Schluck-, Sprechschwäche, pseudobulbäres Lachen/Weinen, PEG-Sonde, progrediente Atemmuskelinsuffizienz, Tracheotomie mit invasiver 24-Stunden-Beatmung, Status nach chronischer Bronchialinfektion mit Serratia marescens, Neuralgie des Nervus occipitalis rechts bei cranio-cervikaler Instabilität und Muskelatrophie, Cystofix, Port-à-cath-Implantat, Status nach mehrfacher Sepsis bei Port-à-cath-Katheterinfekt mit Serratia marescens, Status nach mehreren Im- und Explantationen des Port-à-cath, Status nach MRSA-Infektion der Lunge, rheumatoide chronische Polyarthritis mit Polyserositis, Medikamentenunverträglichkeiten, Allergie-Bronchialobstruktion, chronische Hypokaliämie, chronische Anämie, chronischer Eisenmangel, leicht erhöhter Blutdruck und hoher unregelmässiger Puls, Kataplexie, irreversible bilaterale Vestibulopathie (Vestibularisausfall) aufgrund Antibiotikanebenwirkung, spastisches leicht prolongiertes Kolon, Koprostasen, verminderte Peristaltik des Oesophagus und verzögerte Mageneintrittspassage, medial betonte breitbasige Bandscheibenhernie L5/S1.

Nebst aufrichtigen Medizinern gab es leider auch solche, die mich nicht uneigennützig untersuchten. Es gab experimentelle Studien, an denen ich teilnahm, teils in Kenntnis der Studie und ihrer Folgen, teils aber auch in Unwissenheit gelassen. Aus meinem Tierpsychologiestudium weiss ich, dass Experimente bis zu einem bestimmten Grad für unser heutiges Wissen unvermeidbar waren (ob sie es heute sind, bezweifle ich ausgesprochen). Aber anders sieht man es, wenn man selber von solchen Experimenten betroffen ist. In mir besteht als «Wissenschaftlerin» und als «Konsumentin» beziehungsweise «Betroffene» ein derart klaffender Zwiespalt, als wäre ich ein Hybride.

Aufklärungsbrief

Liebes Schweizer Volk,
Ich schreibe die folgenden Zeilen an Sie, weil ich weiss, dass Sie nicht wissen. Dass Sie nicht wissen oder wahrhaben können, in welche Richtung sich unser Sozialstaat entwickelt. Während Sie heute für Ihre Gesundheit sparen und meinen, für Sie sei dann schon gesorgt, werden Sie später an Lebensqualität und gar -quantität bezahlen.

Meine Erkenntnis hat nichts damit zu tun, dass ich meine Situation, meine Krankheit nicht realistisch wahrnehmen kann oder nicht wahrhaben will. Es hat mit ernüchternden Tatsachen zu tun, über die ich Sie nun aufklären möchte.

Es ist nicht meine Krankheit, die mich eines Tages umbringen wird. Es wird eine grundtiefe Resignation auf mich zukommen, eine Resignation, die mich dem Tode näher bringt. Denn immer mehr werden Selektionierungen auf uns zukommen. Immer mehr wird über uns entschieden, ob ein Leben lebenswert ist oder eben nicht. Immer mehr werden bei diesen Entscheidungen die Kosten ausschlaggebend sein. Jene, die bisher von Krankheiten verschont wurden, werden diese Diskriminierungen spätestens im hohen Alter erfahren. Dann, wenn auch Sie gebrechlich sein werden.

Ich erfahre sie jetzt schon!

Mit meiner Krankheit sei ein Überleben an einer künstlichen Beatmungsmaschine nicht menschenwürdig und schon gar nicht sozial-finanziell tragbar, habe ich zu hören bekommen. Nicht etwa von einem Finanzmanager, sondern von einem Arzt. Wie grausam es für den Arzt gewesen sein muss, mir diese Mitteilung an den Kopf klatschen zu müssen. Aber, wie recht er hat!

Damit scheint die Sache klar: Der Patient scheint zu leiden, also leidet er und so müssen wir dem Leiden ein Ende bereiten.

Leider vergisst man, dass dies eine masslose Interpretation ist und möglicherweise gar nicht den Tatsachen entspricht.

Ihre Sonja Balmer

Eigenverantwortung im Spital?

Ich stelle eine neue Generation von Patientinnen dar. Ich bin vollumfänglich über meine Krankheit, über das Leben und Sterben mit ihr, über alle medizinischen Optionen aufgeklärt und weiss genau, was in den jeweiligen Situationen zu tun ist.

Dadurch, dass ich mir Kenntnisse über die medizinischen Behandlungen erworben habe, übernehme ich die Verantwortung für mein Leben. Diese liegt nicht alleine beim Arzt. Seine Aufgabe ist es, mich würdevoll zu begleiten und meine Ansprüche zu respektieren. Ich respektiere seine Verordnungen und Vorschläge auch.

Ich trage gerne Eigenverantwortung, schliesslich geht es um meinen Körper, meine Seele und meinen Geist. Meine begleitenden Ärzte vertrauen meinen Kenntnissen und meinem Verantwortungsgefühl. Wir besprechen immer wieder Massnahmen und Risiken.

Kaum weile ich jedoch im Spital, muss ich eine bestimmte Verantwortung abgeben. Ob müssen oder dürfen sei dahingestellt. Es ist sowohl für mich wie den Spitalarzt und das Spitalpflegepersonal schwierig, die Grenzen zwischen Vorsorge, Fürsorge und Nachsorge zu finden.

Welche medizinischen Vorsorgen sollen getroffen werden? Wie viel an Fürsorge tut der Patientin gut? Welcher Nachsorge bedarf die Patientin?

Für mich bedeutet jeder Eintritt in die Spitalatmosphäre auch ein wenig Abschiednehmen vom Leben.

«Es tut mir beim Atmen so weh und ich verspüre einen Druck in meinem linken Lungenflügel», erkläre ich dem Assistenzarzt.

Seit wenigen Stunden quälen mich heftigste Hustenanfälle, die nicht zu lindern sind. Vor fünf Stunden durfte ich kurz das Krankenhaus verlassen, um in meiner Wohnung Utensilien abzuholen. Der Druck im linken Lungenflügel ist so ausgeprägt, dass ich Schlimmeres als eine Erkältung vermute.

Der Assistenzarzt hört mit dem Stethoskop meine Lungen ab. «Ich kann nichts hören. Da ist nichts.»

«Aber ich weiss, dass da was ist!», sage ich bestimmt und schaue zu der neben dem Arzt stehenden Pflegerin, die mit den Schultern zuckt.

Wieder muss ich heftig husten. Mir ist schwindlig und schwarz vor den Augen. In meinem Gesicht kribbelt es. Ich gebe der Pflegerin zu erkennen, dass ich mich übergeben muss. Sie eilt zum Schrank und reicht mir die Nierenschale. Es schüttelt mich.

«In meiner Luftröhre reizt es stark. Die Beatmungskanüle stört mich.»

«Wir beobachten Sie. Ich kann Ihnen jetzt zur späten Stunde sowieso nicht in die Lunge schauen. Der Lungenfacharzt ist bereits zu Hause», entschuldigt sich der Arzt.

Die Pflegerin ergreift das Wort: «Ich bezweifle, dass die Patientin zur Ruhe kommen wird. Ich denke auch, dass sich da ein schlimmer Infekt anbahnt.»

«Nur keine Panik. Wir sind ja vierundzwanzig Stunden erreichbar und können dann immer noch handeln, wenn es akut ist», erklärt er.

«Ich möchte lieber nicht warten, bis es akut ist. Ich möchte einen lebensbedrohlichen Zustand schon gar nicht provozieren!», sage ich entsetzt. «Muss es immer zuerst eskalieren. Das hatte ich schon einige Male.»

«Versuchen Sie jetzt zu schlafen», fordert der Assistenzarzt.

«Wie soll sie mit den Hustenanfällen schlafen können?», fragt die Pflegerin.

«Also ich werde ganz bestimmt keine hustenstillenden Mittel einnehmen. Wie Sie wissen sollten, darf ich wegen meiner Muskellähmung keine Beruhigungsmittel irgendwelcher Art einnehmen.» Ich bin dem Weinen nah.

«Warum reagiert keiner, wenn ich doch weiss, dass es sich nicht nur um eine Erkältung, sondern um eine ernstere Situation handelt?», denke ich.

«Bitte verständigen Sie mich, wenn sich die Situation verschlechtert», sagt der Arzt zu der Pflegerin.

Ich schaue auf meine Uhr. Die Zeit scheint langsamer zu vergehen, als sie es tatsächlich tut. Erst ein Uhr früh, und ich werde immer noch von Hustenanfällen heimgesucht. Ich döse hin und wieder ein, um dann wieder vom Husten geweckt zu werden. Und dieser Druck im linken Lungenflügel. Die Tatsache, dass man die Lungen gar nicht spüren kann, widerspricht meiner Wahrnehmung. Nun habe ich auch unerträgliche Schmerzen. Der Schleim brodelt in den Lungen. Ich rufe die Nachtpflegerin.

«Könnten Sie den Arzt verständigen, bitte?», frage ich sie.

«Ja, das hätte ich jetzt auch gleich getan. Das ist ja kein Zustand!», antwortet die Pflegerin.
Sie geht in das Stationsoffice und ruft den Arzt an. Der Assistenzarzt ist schnell da. Er hört nochmals meine Lunge ab und erklärt, dass er nun doch brodelnde Geräusche von angesammeltem Schleim in tieferen Lungenabschnitten hört.
«Morgen müssen wir sicher ein Röntgenbild machen», erklärt er, verabschiedet sich und geht wieder.

Endlich ist es Morgen. Es ist Freitag. Ich habe mit letzter Kraft geduscht. Der Druck ist noch stärker geworden. Die Arztvisite kommt und stellt erschrocken fest, dass ich schwer atme. Ich muss so stark husten, dass ich aus dem Rollstuhl zu kippen drohe. Der Oberarzt kann mich gerade noch halten.
«Himmel! Sie müssen aber ganz stark husten. Hat man das abgeklärt?», fragt er den Assistenzarzt.
«Ehm ... nein. Ich dachte, dass ich sie für eine Bronchoskopie beim Chefarzt anmelde», erklärt der sehr jung aussehende Assistenzarzt.
«Na dann aber hopp. Das ist ja kein Zustand!»
Der Oberarzt berührt meine Schulter und tröstet mich, dass sicher alles gut komme.
Es ist zwölf Uhr mittags. Ich liege im Untersuchungszimmer des Lungenfacharztes. Der Facharzt führt eine Bronchoskopie durch und stellt fest, dass mein linker Lungenflügel sehr rot ist und gar blutet. Er entnimmt Schleim zur Laboranalyse.
«Das sieht nicht so gut aus. Der linke Lungenflügel ist teils zu und wird nicht belüftet», erklärt er und schaut mich ernst an. «Es ist nun wichtig, dass Sie mit dem Abhustgerät die Lunge mehrmals täglich blähen.»
Ich nicke, schweige. Zwei Pflegerinnen bringen mich wieder auf die Station. Zehn Minuten bin ich nun in meinem Zimmer. Mein Körper zittert und es schüttelt mich, wie ich es noch nie erlebt habe. Meine Röhrenknochen, besonders die Unterschenkelknochen, tun so weh, dass ich wimmern muss. Ich drehe und wälze mich im Bett vor Schmerzen und Unwohlsein. Mir ist sehr übel und ich schwitze. Ob ich Fieber habe?

«Kann ich bitte Fieber messen?», frage ich die für mich zuständige Pflegerin.
«Denken Sie, dass Sie Fieber haben? Ihre Stirn fühlt sich aber kalt an.»
«Ich weiss, dass ich Fieber habe. Schliesslich kenne ich meinen Körper», erkläre ich ungeduldig.
Die Pflegerin nickt: «Ja, das ist wahr. Niemand kennt Ihren Körper so gut wie Sie.»
Das Thermometer zeigt 38,7°. Das Fieber steigt enorm schnell auf 39,8°. Der Oberarzt und der Assistenzarzt besuchen mich. Sie wollen mir den Befund der Bronchoskopie erklären.
«Sie hat hohes Fieber. Es steigt sehr schnell, innert Minuten sogar», sagt die Pflegerin zum Oberarzt, der mich besorgt anschaut.
Wieder habe ich einen Schüttelfrost. Meine Beine tun so weh, dass ich die Knie bis zur Nase anziehen muss. Die Muskelzuckungen kann ich nicht unterdrücken, und ich werde fast ohnmächtig.
«Ich glaube, mich hat eine Grippe erwischt», sage ich, und meine Zähne klappern.
«Ja, das glaube ich auch. Trotzdem machen wir zur Sicherheit noch eine Blutentnahme, um ein systemisches Geschehen auszuschliessen», erklärt der Oberarzt.
«Was auch immer ein ‹systemisches Geschehen› ist, Hauptsache man unternimmt endlich etwas», denke ich.
Zwei Stunden später besucht mich der Oberarzt nochmals und erklärt: «Sie haben eine Infektion im Blut. Wir müssen nun Blutkulturen abnehmen. Sobald wir den Keim kennen, werden Sie intravenös Antibiotika erhalten», erklärt er.
Ich weiss nicht, was das bedeutet. Mir geht es so übel, dass ich mich einfach auf die Kompetenz der Ärzte verlasse. Ich mag gar nicht über irgendetwas diskutieren und bin dankbar, wenn ich schlafen kann.

Die Nacht ist schlimm. Das Fieber geht rauf und runter, kann innerhalb weniger Minuten um ein bis zwei Grad steigen und sinken. Am Morgen rufe ich meine Eltern an und erzähle ihnen von meiner Infektion im Blut.

«Was genau ist eine Infektion im Blut?», fragt mein Vater.
«Ich weiss es eben nicht, was das genau ist, und vor allem, nach was für einem Keim die suchen.»
Nach dem Telefon besucht mich die an diesem Wochenende diensthabende Assistenzärztin. Sie schimpft mit mir, ohne mich zu grüssen: «Sind Sie noch bei Trost. Sie sollten sich möglichst ruhig verhalten und nicht noch herumtelefonieren.»
«Ich wollte nur meine Eltern über meinen Zustand informieren», entschuldige ich mich.
«Das ist egal. Sie haben sich ruhig zu verhalten, wenn Sie nicht sterben wollen. Sie sind schwer, aber wirklich schwer krank!», faucht sie mich an.
«Ich verstehe nicht. Was hab ich denn? Ich weiss doch gar nicht, was eine Infektion im Blut ist», erkläre ich.
«Eine Sepsis!»
«Und was ist Himmel nochmal eine Sepsis?» Ich bin wütend über die Assistenzärztin.
Sie hat mir doch nichts vorzuschreiben. Wer hätte meine Eltern denn informiert? – Niemand. Wieder einmal niemand!
«Sie haben eine schwere Blutvergiftung!», erklärt sie und verlässt mein Zimmer, schmeisst die Tür zu.
«Päng! Und jetzt sitzt du wieder alleine da. Was bedeutet das für mich, eine Blutvergiftung zu haben?», frage ich mich.
Während mich eine schwangere Pflegerin wäscht, erhält sie ein Telefon vom Labor. Sie hält die Hand auf die Sprechmuschel und fragt: «Weisst du, wie man dir das Bronchialsekret abgenommen hat?»
«So wie immer: steril durch den Lungenfacharzt über eine Bronchoskopie», antworte ich.
Die Pflegerin antwortet auf die Frage des Labors und hängt auf. Ich überlege.
«Ruth, gehe bitte raus. Ich möchte nicht, dass du mich pflegst. Oder trage doch bitte zumindest eine Mundmaske», fordere ich.
«Was ist los? Spinnst du?»
«Nein, ich spinne nicht. Aber ich bin sehr geschwächt, habe eine Blutvergiftung und wenn das Labor so eigenartig nachfragt ... ich

möchte nicht schuld sein, wenn ich dich mit irgendwas anstecke. Ich weiss, dass da etwas nicht stimmt.» Ich bin sehr besorgt, weil ich fürchte, dass dem Kind der Pflegerin etwas geschehen könnte. Die Pflegerin geht kopfschüttelnd aus dem Zimmer. Eine andere Pflegerin fährt mit der Körperwäsche fort.
Das ganze Wochenende fiebere ich. Am Sonntag muss die Ärztin ein EKG machen, weil mein Herz so schnell und unregelmässig schlägt. Ich habe Angst, dass mir alle Blutgefässe platzen.

Es ist Montagmorgen. Meine Tür ist offen. Ich höre, wie Leute leise sprechen. Mir wird komisch, mein Herz pocht wie wild.
«Oh nein, die Arme!», höre ich eine Frau flüstern.
«Verdammt! Etwas stimmt mit mir nicht. Die verheimlichen mir etwas», denke ich.
Ich schaue zur Tür. Zwei Personen betreten mein Zimmer. Sie tragen Gummihandschuhe, gelbe Roben und gelben Mundschutz.
«Nein! Bitte: Nein. Hat es mich erwischt?», frage ich unsicher.
«Ja, leider. Die Laboruntersuchung vom Lungensekret letzten Freitag hat ergeben, dass Sie MRSA (Multi-Resistenter-Staphylococcus-Aureus) haben. Sie müssen nun in Isolation leben, bis der Keim nicht mehr nachweisbar ist», erklärt die Stationsärztin und schliesst die Tür hinter sich.
«Was ist MRSA?», frage ich.
«Das Bakterium ist sehr resistent, und greift vor allem Menschen mit geschwächtem Immunsystem an. Der Keim kommt fast nur in Krankenhäusern vor, und wurde im Laufe der Entwicklung wegen der übertriebenen, aber notwendigen Hygiene gegen fast alle existierenden Antibiotika resistent. Deshalb muss man eine Verbreitung in Krankenhäusern verhindern», erklärt die Ärztin.
«Wie lange geht das, bis die Antibiotika wirken?»
«Wochen bis Monate. Manchmal bringt man ihn gar nie mehr weg. In dem Fall müssen die von MRSA betroffenen Patienten bei Kontrollen oder Besuchen im Krankenhaus andere Patienten schützen, indem sie Mundschutz, Handschuhe und Roben tragen.» Die Ärztin nimmt sich sehr viel Zeit, um mir auf alle meine Fragen zu antworten.

«Ich wusste es, ich wusste es, ich wusste es ...», sage ich, schüttle meinen Kopf, weine und lache zugleich.

Mobilität und Autonomie

Seit Wochen bin ich nun im Krankenhaus. Meine Atem- und Oberarmmuskeln haben sich verschlechtert: Ich konnte an manchen schlechten Tagen nicht mehr selber essen und musste mich «füttern» lassen. Ich konnte nur noch zwei Stunden pro Tag sprechen. Die restliche Zeit war ich sprachlos, da man meine Beatmungskanüle blockieren musste. Wenn ich mich nicht an diese für mich sehr schwer zu verkraftenden Grenzen hielt, büsste ich. Ich wurde beim Husten, Lachen und bei Überanstrengungen für Sekunden bewusstlos, weil meine Muskeln einfach keine Kraft mehr hatten, um eine effiziente Atmung sicherzustellen. Hin und wieder liege ich im Bett, starre an die Decke und meine Gedanken und Eindrücke flitzen durch mein Gehirn. Dann und wann muss ich an meine geniale Hightech-Wohnung denken, an meine Freunde, an meine Familie. Es sind Bilder, Gedanken, die mir Heimweh machen, und meine Tränen durchtränken mein Kissen, wie ich es wohl noch nie erlebt habe.

Trotz der medizinischen Einschränkungen beziehungsweise Instabilitäten rät mir mein behandelnder Arzt, übers Wochenende nach Hause zu gehen.
Ich bin begeistert: grüne Karte, um mich mental vom Krankenhaus zu «erholen».
Aber wie soll ich das alles organisieren? Was brauche ich dazu?

Fakten:
1. Ich will nach Hause.
2. Ich muss meinen Elektrorollstuhl, meine Nachtbeatmungsmaschine, mein Absauggerät, mein sonstiges Gepäck mitnehmen.
3. Ich brauche eine 24-Stunden-Anwesenheit einer Pflegerin für Samstag und Sonntag.

4. Ich brauche für die Hin- und Rückreise einen Transport.
5. Ich brauche für die Hin- und Rückreise die Begleitung einer Pflegerin.

Es sind lediglich wenige Punkte zu organisieren. Aber wo soll ich anfangen?

Zuerst telefoniere ich mit meiner besten Freundin Dana, die mich zu Hause an zwei Tagen wöchentlich morgens pflegt. Spontan stellt sie sich zur Verfügung, Samstag ab 18.00 Uhr bis Sonntagnachmittag bei mir in meiner Wohnung zu bleiben.
Ich rufe Ella, eine andere Pflegerin, an. Auch sie freut sich mit mir, dass ich übers Wochenende endlich mal wieder nach Hause kann. Sie übernimmt die Zeit von Samstagmittag bis Samstagabend inklusive Kochen meines Lieblingsmenus. Punkt 3 wäre erledigt.

Nur, wie komme ich nach Hause und wieder in das vierzig Minuten Autofahrt entfernte Spital?
Mein Elektrorollstuhl und das ganze Zubehör erfordern einen Transport im Spezialbus. Der Transportdienst des Krankenhauses hat das Angebot für Wochenendtransporte gestrichen, weil es gemäss Auskunft zu viele Anfragen gegeben hatte. Nun, der zu Transportierende bezahlt ja. Und wenn ein «Geschäft» gut läuft, warum muss man es abschaffen?
Möglicherweise lag es wieder mal am Personalmangel im Krankenhaus, wie er gesamtschweizerisch in allen Sektoren des Gesundheitswesens ein Problem darstellt.
Ich rufe den Behindertentransport meiner Wohnumgebung an. Leider sei der Samstag voll ausgebucht. Der Rücktransport ins Krankenhaus am Sonntag könne möglicherweise gewährleistet werden. Auf Eventualitäten kann ich mich aber nicht einlassen. So versuche ich, telefonisch den Behindertentransport der Region des Krankenhauses zu erreichen. Leider sind Bürozeiten knapp berechnet und ich kann niemanden erreichen.
Ich frage die Pflegeleitung der Station. Sie macht mich zu Recht darauf aufmerksam, dass der Fahrer des Transportes mich bei Ver-

sagen der Beatmung oder bei Komplikationen nicht auch noch betreuen könne. Sie empfehle eine zusätzliche ausgebildete Begleitperson.

Ich versuche eine in der Nähe des Krankenhauses wohnende Freundin zu erreichen und frage sie, ob sie mich samstags mit dem Behindertentransport nach Hause begleiten könne. Sie werde mich in einer halben Stunde zurückrufen, weil sie das Vorhaben noch mit ihrem Freund besprechen wolle.

Ich überlege: «Morgen, wenn ich den Transportdienst in der Region des Krankenhauses erreiche, ist es möglicherweise bereits zu spät.»

Zudem bin ich mir nicht sicher, dass ich für Sonntag einen Rücktransport ins Krankenhaus durch den Transportdienst meiner Region organisieren kann, denn den habe ich nämlich inzwischen auch nicht mehr telefonisch erreicht. Zudem fehlen mir ja noch die Begleitpersonen. Mir schwirrt der Kopf.

Wo, wie und wann soll ich was, wie und wo?
Meine Güte! Inzwischen habe ich so viel erklärt und geredet, dass mich wieder meine Kräfte verlassen. Ich habe die Schnauze voll. Man bezahlt genug für die Behindertentransporte. Von Flexibilität und Improvisation kann keine Rede sein.

Ich beschliesse, auf meinen Elektrorollstuhl und auf meine Nachtbeatmungsmaschine zu verzichten und nur das Nötigste mit nach Hause zu nehmen.

Das heisst, ich werde die zwei Tage in meinem Handrollstuhl hängen, da ich in diesem keine Stabilität habe. Die Beatmungsmaschine werde ich auf meinen Knien tragen. Ich setze mich gewissen Risiken aus, da ich nicht auch noch eine zweite Beatmungsmaschine mitnehmen kann.

Das Wochenende kann ich tatsächlich zu Hause verbringen. Ella, eine Pflegerin von zu Hause, holt mich mit ihrem Mann im Krankenhaus ab und Dana bringt mich wieder zurück.
Trotzdem: der logistische Aufwand hat sich gelohnt für Autonomie und Mobilität an einem Wochenende.

Vergleiche

«Denk doch an die armen schwarzen Kinder in Afrika. Sie müssen so Hunger leiden!», versucht mich ein Pfarrer mit der Berufsbezeichnung Seelsorger zu trösten.
Wie kommt der dazu, sich Seelsorger zu nennen, wenn er solche Vergleiche zieht?
«Vielleicht würde es mir besser gehen, wenn ich im Busch leben würde!», halte ich zynisch fest.
«Was? Unglaublich! Dann wärst du längst tot.» Der Pfarrer ist entsetzt.
«Eben!», antworte ich.
«Du kannst dankbar sein, überhaupt noch zu leben.» Er schaut mich mit grossen, dunklen Augen an.
«Muss ich das?», frage ich, gelähmt und beatmet, mit zahlreichen Schläuchen im Körper, in meinem Elektrorollstuhl sitzend.
«Was kann ich dafür, in der Schweiz geboren zu sein? Was kann ein schwarzes, hungerndes Kind dafür, in Afrika geboren zu sein?»
Der Pfarrer ist sprachlos.

Würde

Ich verliere meine Würde, wenn man mich schlägt, tief in der Seele verletzt, mir meine Lebensqualität und Selbstbestimmung nimmt, wenn man mich nötigt, wenn meine Freunde mich nicht mehr verstehen können oder wollen.

Ich würde alles hergeben, um meine Würde zu erhalten: Meine Bibliothek, die CDs, die Musikanlage, meinen Fernseher, mein Aquarium, meine Fische, die Meerschweinchen, die Pendeluhr, meinen Computer, mein Sofa, meinen Rollstuhl. Ja, auch auf meine Beatmungsmaschine würde ich verzichten.
Doch meine Würde, die werde ich nie, niemals hergeben. Selbst angesichts des Todes werde ich auf meiner Würde bestehen.

Betriebsferien

Allwöchentlich muss ich meine Beatmungskanüle, die in meine Luftröhre führt, wechseln. Es handelt sich um eine spezielle Kanüle, die sich nach monatelangem Ausprobieren als die beste herausgestellt hat. Andere Kanülen vertrage ich nicht, da sie für mich zu starr sind und dadurch Druckstellen in der Luftröhre verursachten.

Ich hatte noch ein einziges Stück an Lager und bestellte deshalb Mitte Juli zwei Schachteln à fünf Stück der besagten Kanülen in der Annahme, dass die Lieferung wie gewohnt spätestens in einer Woche erfolgen würde.
Als ich zwei Wochen später – also Ende Juli – immer noch keine Kanülen erhalten hatte, erkundigte ich mich beim Zwischenlieferanten, meinem betreuenden Krankenhaus.
Wiederum musste ich mich ein paar Tage gedulden, bis man mich zurückrief.
«Nun, ich habe mich beim Lieferanten der Kanüle erkundigt … ehm», erklärte mir ein Pfleger.
«Und?», fuhr ich ihm bereits verärgert ins Wort.
«Der Lieferant kann die Kanülen erst Ende August, also in vier Wochen, liefern. Und wir haben als Reserve nur noch eine Kanüle, glaube ich», antwortete er verlegen.
«Warum erst so spät?» Ich war stocksauer.
«Die Firma hat Betriebsferien.»
Wutentbrannt knallte ich den Telefonhörer auf die Gabel. Röte stieg mir in den Kopf, mein Herz schlug heftig und ich spürte eine Hitze bis in meine Zehen.
«Herrgott nochmal!», schrie ich. «Ich soll wohl meinen Luftröhrenschnitt vorübergehend zunähen lassen, bis ich wieder Kanülen bekomme.»

Du siehst doch aber gut aus

«Wie geht es dir?», fragt mich eine Bekannte.
Ich überlege, ob ich, wie fast immer, optimistisch und aufgestellt antworten soll oder ob ich ehrlich sein soll.

«Es geht, nicht besonders gut», gestehe ich.
«Du siehst aber gut aus!», erklärt mir meine Bekannte.
Ich beginne, Rechtfertigungen für mein schlechtes Befinden zu formulieren, leiere meine Symptom- und Befundliste sowie meinen Behandlungsplan regelrecht herunter.
«Das sieht man dir nie an. Du schaust immer so gesund und hübsch aus», widerspricht meine Bekannte in glaubwürdigem Ton.
Soll ich diesen Worten nun Glauben schenken, sie als aufrichtiges Kompliment annehmen? Oder will mich die Bekannte «nur» trösten?

Ich bin nicht ein Mensch, der ständig jammert. Aber manchmal werde ich geradezu gezwungen zu «jammern», damit man mein «Leiden» als «Leiden» wahrnimmt.

Es ist diese Balance zwischen Selbständigkeit bewahren und in meiner Behinderung mit allen Leiden ernst genommen werden, die ich täglich finden muss. Selbständigkeit war mir schon als Kind ausserordentlich wichtig, ohne dass mich meine Eltern dazu gedrängt hätten. Ich setzte immer all meine zur Verfügung stehenden Kräfte in Bewegung, um möglichst viele Dinge selbständig verrichten zu können, um möglichst gut auszusehen. Schliesslich ziehe ich durch meine Behinderung selbst schon grosse Aufmerksamkeit auf mich, so dass man mir nicht schon aus zig Kilometern ansehen muss, wenn es mir schlecht geht.
Manchmal werde ich als heroisches Beispiel dargestellt, was jedoch nicht meiner Art entspricht. Denn ich fühle mich nicht als besonderes Vorbild. Es gibt viele behinderte und kranke Menschen, aber auch Hungernde und Obdachlose, die ihren schwierigen Lebensweg gehen und unseren Respekt verdienen.
Es gibt auch die anderen, die die Schuld für ihr Schicksal bei den Eltern, den Vorgesetzten, bei der Gesellschaft suchen. Die Gefahr, irgendwann zu der zweiten Gruppe zu gehören, ist keineswegs klein.

Angst vor der Angst

Meine Krankheit, die eine vollständige Lähmung des gesamten Körpers mit sich bringt, sollte sich in den Jahren des Überlebens komplexer zeigen, als ich gedacht hätte. Nicht in den kühnsten Alpträumen hätte ich mir vorstellen können, wie viele weitere Krankheitsbilder meine Krankheit in sich bergen kann. Nie hätte ich gedacht, dass gerade ich, ein psychisch stabiler Mensch, an solchen Angstzuständen leiden sollte, wie ich sie mehrmals erlebte.

Mehrere Blutvergiftungen, die genauso gut letal hätten sein können, lösen bei mir unvorstellbare Ängste aus:
Die Angst, nicht mehr erwachen zu können, wenn man sich nachts zum Einschlafen hinlegt. Die Angst, es würde nie mehr hell werden, wenn es draussen anfängt einzunachten. Die Angst, wieder Angst zu verspüren, wenn die Angst in den frühen Morgenstunden kommt. Die Angst, Freude zu verspüren, eh sie wieder durch eine Lebensbedrohung zerschlagen wird.

Wie aber fühlt sich Angst vor der Angst an?
Der Tag, die Helligkeit waren erleichternd und beruhigend. Die Angst war verflogen, und ich konnte mich auf meine Arbeit, auf meine Mitmenschen konzentrieren. Ich fühlte mich fit und konnte die erst gerade noch wenige Stunden zuvor erlebten Ängste vergessen.
Und dann, als es wieder einzunachten begann, überfiel mich eine geistige Nacht: Ich fing an zu grübeln, was mir noch alles geschehen könnte. Schliesslich wusste ich medizinisch zu gut Bescheid. Medizinisch schien ich die Blutvergiftungen überstanden zu haben, jedoch musste ich mit einer grösseren Wahrscheinlichkeit rechnen, dass mich die Lebensbedrohung wieder einholen würde.
Ich stellte fest, dass ich zu viel weiss: welches Symptom, welcher Ausschlag, welcher Schmerz spricht für welche Diagnose. Ich stellte weiter, ebenfalls ernüchtert und erschlagen, fest, dass ich panische Angst vor dem Sterben hatte. Ich verstand mich nicht mehr: Ich, die ich immer über das Sterben spreche und schreibe, hatte neu eine panische Angst davor.

«Ich verstehe Sie!», sagte mir der Arzt, als ich ihm von der Angst, wieder sterbenskrank zu werden, erzählte.
Wie sehr wünschte ich das erste Mal in meinem Leben, dass der Arzt mich anlügen und mir sagen würde: «Ach, was denken Sie auch! Alles wird gut.» Aber er war ehrlich und sagte mir, dass die Gefahr hoch sei, wieder dem Sterben nahe zu sein.
«Je mehr Zeit vergeht und Sie sich von der Todesbedrohung entfernen, umso besser werden Sie mit der Angst umgehen können und sie vielleicht sogar nicht mehr haben», erklärte er.

Doch was ist mit der Angst vor der Angst? Und wenn ich jene «besiege», kommt dann die Angst vor der Angst vor der Angst? Es ist quälend, an dies denken zu müssen.

Der Arzt, der mich einfach nicht anlügen wollte, sollte Recht behalten: Je mehr ich mich von der lebensbedrohlichen und Angst bringenden Situation entfernte, je mehr Zeit seit der angstvollen Phase verstrich und ich meine Wunden lecken konnte, umso mehr löste ich mich von der realen Angst.

Heute wache ich morgens wieder ohne Durchfall, Schwitzen, Zittern und Hyperventilieren auf. Wenn die erlebte, lebensbedrohliche Situation nicht wieder da ist.

Im Zeichen der Angst
Nächte- und tagelang konnte ich trotz Beruhigungsmittel und Antidepressiva nicht richtig schlafen; und wenn, dann fiel ich nur kurz in einen Erschöpfungsschlaf, wonach ich mich keinesfalls erholt fühlte. Mich quälte, was nach meinem Ableben folgen würde. Ich hatte Vorstellungen, dass ich in die Hölle kommen würde, von Leiden und Qualen in unbeschreiblichen Dimensionen heimgesucht.

Ich litt unter verschiedensten Symptomen:
    schweissige Hände und allgemeines Schwitzen
    Herzklopfen

Zittern
ständiges Raufen in den Haaren
Stöhnen
innerliches Hin- und Herwälzen, da ich mich ja kaum bewegen konnte
erschwerte Atmung
Angst vor Bildern aus dem Weltall und den Planeten (besonders Meteoriten)
ständiges Zählen der Infusionstropfen verbunden mit der Befürchtung, dass die Medikamente nicht mehr wirken würden
Weinerlichkeit
Wut
Hilflosigkeit
Ohnmacht
Geräuschempfindlichkeit
Angst vor dem Einschlafen und Nie-mehr-Erwachen
Nervosität
Unruhe
Unsicherheit
kreisende Gedanken
und so weiter

Mich quälten so genannte Urängste. Kein Medikament konnte diese akuten Todesängste vernichten. Die Gespräche bei meinem Psychologen halfen mir zu verstehen, was die Ängste bedeuten, dass sie auch gut sein können.

Missbrauch

Sie hat mich während der Pflege missbraucht. Sie nahm mir meine Intimität und hat mir gezeigt, wie abhängig und wehrlos ich bin. Aber das Schlimmste, was sie mir antat, war, dass sie mir das Vertrauen zu den Menschen zerstörte.

Abhängigkeit

Wie viele Schläuche verträgt ein Mensch?

Ich kann selber kaum atmen, lebe mit einer Beatmungsmaschine, die meistens an einem Alarmsystem angeschlossen ist. In einem Elektrorollstuhl bewege ich mich vorwärts. Ein so genanntes Umweltkontrollgerät ermöglicht mir, Storen, Türen, Fenster, Licht, Schwesternruf, Telefon, Lift, Radio-, TV-, DVD- und CD-Gerät zu betätigen. Ein anderes computergesteuertes Gerät hilft mir zum Beispiel beim Sprechen. Ich bin überaus dankbar für diese moderne Technik, die mir unsere heutige Zeit bringt. Manchmal aber habe ich Bedenken und bekomme das Gefühl, dass man nicht mehr mich als Person, sondern nur noch die Geräte wahrnimmt. Wenn ich nicht sprechen kann und mit meinem Kommunikator «spreche», schauen alle auf das Gerät statt auf mich.

Hin und wieder, manchmal auch oft, alarmiert meine Beatmungsmaschine ohne scheinbaren Grund. Da es sich um einen ausgesprochen lebensnotwendigen Alarm handelt, sind die Pflegerinnen verpflichtet, im «Speed» in mein Zimmer zu stürmen, um nach mir zu schauen: Ich könnte bewusstlos im Rollstuhl sitzen, tot im Bett liegen.

Hin und wieder, manchmal auch oft, springen die Pflegerinnen «vergebens», was ihnen aber nichts ausmacht. Hauptsache, mir ist nichts passiert und der Alarm ist nur rausgegangen, weil ich lauthals lachen oder hüsteln musste. Oder, wenn ich ausgesprochen fit bin, mit Joan Baez zweistimmig sang.

Hin und wieder, zum Glück nicht oft, verliere ich wegen des Fehlalarms die Nerven: Nie hat man seine Ruhe, die Maschine muss immer ihren letzten Senf dazugeben! Und dann werde ich sehr nachdenklich.

Ich zähle die Schläuche, die ich in mir habe: eine Beatmungskanüle in meiner Luftröhre, eine PEG-Sonde (Ernährungssonde) im Bauch, einen Port-à-cath auf meinem linken unteren Rippenbogen (künstliches venöses System, das bis zur rechten Herzkammer führt, um Infusionen, Medikamente zu applizieren und Blut zu nehmen), einen Blasenkatheter in der Schamgegend. Es gibt Zeiten, da hänge ich am Beatmungsschlauch, an der Ernährungssonde und an einer Infusion.

Die vielen künstlichen Schläuche und Körperöffnungen lassen mich einerseits weiterleben, andererseits haften an ihnen gerne gefährliche Bakterien. Immer wieder holen mich Infektionen ein, da ich so viele «Öffnungen» in meinem Körper habe. Das entspricht auf einer Intensivstation dem Normalfall. Aber was man nicht bedenkt: Ein Patient auf der Intensivstation kommt von den meisten dieser Schläuche wieder los. Falls nicht, muss er eben wie ich mit ein paar davon leben, Schläuchen und Infektionen.

Da sämtliche künstlichen Körperbestandteile keine lebenden Organismen, sondern tote Materie sind, können diese auch keine eigene Immunabwehr aktivieren, um sich zum Beispiel vor Bakterien zu schützen.
Doch was ist, wenn eine Patientin über Jahre, Jahrzehnte mit solchen Schläuchen weiterleben darf oder muss?

Ich dachte immer, dass ich mich daran gewöhnen würde. An die Schläuche habe ich mich gewöhnt, aber an die Komplikationen, die sie mit sich bringen, nicht. Wenn mich eine Infektion mit Bakterien, die mich einst mit Blutvergiftungen fast umgebracht haben, heimsucht, würde ich jedes Mal am liebsten auf der Stelle sterben. Und immer wieder lebe ich noch.

Schuldgefühle
Ich sollte es eigentlich wissen: das Suchen nach einem Schuldigen, es bringt nichts. Ob man sich selbst oder einem anderen die Schuld für eine Krankheit gibt, es ist allemal kein fairer Gedanke.

Und dennoch quälen mich, wenn auch nicht oft, dafür umso heftiger Schuldgefühle wegen meiner schlechten gesundheitlichen Verfassung: Ich fühle mich schuldig, was für einen gesunden Menschen kaum nachvollziehbar ist. Es handelt sich dabei um mein Gefühl und nicht um die Tatsache, ob es so ist oder nicht, ob mein Gefühl berechtigt ist oder nicht.

Wenn ich all die Kabel und Schläuche um mich sehe, verspüre ich Schuld gegenüber mir und jenen Menschen, die mich begleiten. Ich wähne mich als Belastung, wenn man fortwährend sagt,
> dass die Kosten der medizinischen Therapien und Hilfsmittel enorm sind,
> dass man behinderte Föten besser abtreiben sollte,
> dass es für beatmete, schwer erkrankte Menschen kaum geeignete Wohnplätze gibt,
> dass ich mich gefälligst zusammenzureissen habe.

Ebenso fühle ich mich schuldig, wenn man meine Sprache ignoriert und meine Gedanken interpretiert,
> wenn ich im Fernseher politische Gespräche über die Kosten der Medizin mitverfolge und feststelle, dass diesen Gesprächen über Prophylaxe in der Medizin kein einziger Erkrankter beisitzt und wieder einmal nur Gesunde über das Wohlergehen der Bevölkerung diskutieren.

Ich fühle mich schuldig, dass es mich noch gibt, und ich suche nach Rechtfertigungen für mein Dasein. Dass es vielen Kranken und Behinderten, auch alten Menschen ähnlich geht, ist kein Trost.

Managen einer Krankheit

Die meisten Menschen denken, dass es mit Kranksein getan sei: Sie nehmen an, dass ein Kranker durch Gesunde von allem «Kram» entlastet wird. Die Grenzen zur Selbstbestimmung beziehungsweise Fremdbestimmung sind jedoch verwischt und es ist nicht einfach, mit ihnen umgehen zu können.

Entlastet man einen kranken Menschen in allen Belangen von Erwartungen, Aufgaben, Verrichtungen, entbindet man ihn von Verpflichtungen und Rechten, wird er sich übergangen, überflüssig, wert- und nutzlos fühlen. Überlässt man ihm alles, was er vor der Krankheit auch getan hat, wird er sich überfordert fühlen, nicht ernst genommen in seinem Leiden, nicht unterstützt und begleitet, er vermisst Mitgefühl (obschon Mitgefühl vorhanden sein kann).

Sowohl der Kranke als auch der ihn umgebende Gesunde sind immer überfordert.

Viele fragen mich, wie mein Tag abläuft. Mein Tagesprogramm ist abhängig von verschiedenen Faktoren: ob ich mich gut oder schlecht fühle, ob etwas Unvorhergesehenes dazwischen kommt (was fast täglich der Fall ist), wie viele Telefone, kurze Gespräche mit Pflegerinnen oder Mitbewohnern ich habe, wie das Wetter ist, die allgemeine Stimmungslage, meine Motivation, ob meine Meerschweinchen sich gerade um die Führungsposition streiten, ob einer meiner Fische tot im Aquarium liegt, ob ich einen fliegenden Mäusebussard sichten konnte, ob mich jemand nervt, ob ich meine Tage habe, ob ich Post erhalte, ob mein Bankkonto stimmt, ob ich die richtige Musik finden kann, ob die Uhr stehen bleibt, ob die Rollstuhlpneus einen Platten haben, ob ich überraschend Besuch erhalte, ob gerade der Ballon meines Blasenkatheters platzt, ob ich den Schwesternruf auslösen kann, ob ich gut geschlafen habe, ob mich Fliegen belästigen, ob ich Mückenstiche habe, ob mich alles überfordert, ob mich mein Umfeld seine Überforderung spüren lässt, ob ich sprechen kann, ob ich wieder einmal alles vergessen habe.

Tagesplan
Ein Montag
06.00 – 09.00   Tee per Ernährungssonde
07.15 – 09.00   Aufstehen, waschen, Verbände, Medikamente per
                Ernährungssonde, Beatmungsmaschine warten,
                Meerschweinchen füttern, Fische kontrollieren,
                wieder ins Bett
09.00 – 12.30   Nahrung per Ernährungssonde
09.15 – 09.30   Betten und aufräumen
09.30 – 11.00   Bestellung von Hilfsmitteln, Pflegematerial,
                Medikamenten
11.00 – 11.15   Telefon mit dem Arzt über Prozedere wegen
                Infusionstherapie bei Infektion, Urin ableeren

Abhängigkeit

11.15 – 11.45	Lernen: Studium Tier- und Humanpsychologie
11.45 – 12.30	Aufstehen, Urin ableeren
12.30 – 13.00	Suppe und Medikamente per Ernährungssonde
13.00 – 16.00	Nahrung per Ernährungssonde
13.30 – 14.00	Ins Bett, lagern, Urin ableeren
14.00 – 14.15	Telefon mit Lieferanten von Pflegematerial, da Unklarheiten
14.15 – 15.30	Sitzung: Organisation Hauslesung Märchennachmittag
15.30 – 16.30	Lernen: Studium Tier- und Humanpsychologie
16.00 – 19.00	Nahrung per Ernährungssonde
16.30 – 17.30	Vorlesen einer Bekannten
17.30 – 18.00	Fernsehen
18.00 – 18.30	Suppe und Medikamente per Ernährungssonde
18.30 – 20.15	Fernsehen
19.00 – 22.00	Tee per Ernährungssonde
20.15 – 21.15	Aufstehen, Zähne putzen, Urin ableeren, Beatmungsmaschine warten, Meerschweinchen füttern, Fische kontrollieren, wieder ins Bett
21.15 – 23.00	Schreiben am Manuskript, lernen, lesen, Musik hören oder fernsehen
23.00 – 08.30	Schlafen

Ein Dienstag

06.00 – 09.00	Tee per Ernährungssonde
08.30 – 10.00	Aufstehen, waschen, Verbände, Medikamente per Ernährungssonde, Beatmungsmaschine warten, Meerschweinchen füttern, Fische kontrollieren, wieder ins Bett
09.00 – 12.30	Nahrung per Ernährungssonde
10.00 – 10.15	Betten und aufräumen
10.15 – 10.30	Beatmungs-, O2-, Inhalations- und Absaugschläuche desinfizieren und neue anbringen
10.30 – 11.00	Telefone im Zusammenhang mit Kontrollen im Spital am Nachmittag: Anmeldung notfallmässiger Blutentnahme über Port-à-cath

Abhängigkeit

11.00 – 11.30	Therapie im Meditationsraum
11.30 – 12.00	Aufstehen
12.00 – 12.45	Suppe und Medikamente per Ernährungssonde, Urin ableeren
12.45 – 13.00	Absaugmaschine, O2-Flasche, Unterlagen bereitstellen
13.00 – 13.30	Fahrt ins Krankenhaus zu medizinischen Kontrollen
13.30 – 14.30	Sterile, aseptische Blutentnahme über Port-à-cath, Urin ableeren
14.30 – 15.30	Bronchoskopie, Wechsel Trachealkanüle, Lagebesprechung
15.30 – 16.00	Wechsel Blasenkatheter
16.00 – 19.00	Nahrung per Ernährungssonde
16.00 – 16.30	Besprechung der Blutwerte, diverser Befunde und des Prozederes
16.30 – 17.00	Heimfahrt vom Krankenhaus
17.00 – 17.30	Ins Bett, lagern, Urin ableeren
17.30 – 18.00	Fernsehen
18.00 – 18.30	Suppe und Medikamente per Ernährungssonde, Rapport über medizinische Kontrollen im Krankenhaus und Arztverordnungen abgeben
18.15 – 18.30	Telefon mit dem Arzt über Prozedere
18.30 – 19.30	Pflegekurvenblatt mit den neuen Arztverordnungen ergänzen
19.00 – 22.00	Tee per Ernährungssonde
19.30 – 20.30	Fernsehen oder lesen
20.30 – 21.30	Aufstehen, Zähne putzen, Urin ableeren, Beatmungsmaschine warten, Meerschweinchen füttern, Fische kontrollieren, wieder ins Bett
21.30 – 23.00	Am Manuskript arbeiten, Lesen, Musik hören oder fernsehen
23.00 – 07.15	Schlafen

Und so weiter.

Abhängigkeit

Viele sagen mir, dass es ihnen nicht anders ergehe als mir, wenn ich erkläre, dass mir die Zeit davon läuft.
Tatsächlich?

Lachen

Ein guter Clown
Ein lachender Clown mit Tränen hinter seiner Maske ist ein guter Clown.

Wenn die Beatmungsmaschine versagt
Ich verbrachte einige Wochen im Krankenhaus, um mich an eine neue Beatmungsmaschine zu gewöhnen. Die Heimkehr verlief schon fast erwartungsgemäss sehr spannend und abwechslungsreich.
Meine Wohnung, speziell das Büro, sah aus, als hätte eine Bombe eingeschlagen. Verbandspakete, Blasenspritzen, medizinische Hilfsmittel befanden sich in einem Konkurrenzkampf mit sämtlichem Bürokram.
Weil ein Medikament als Nebenwirkung massive Sehstörungen auslöste, sass ich mit einer Sonnenbrille vor meinem PC. Eigentlich hätte ich stolz auf meine «Bella-Donna»-Pupillen sein können – ich hatte wunderschöne vergrösserte Pupillen –, kam mir aber doch eher wie ein vor einem blendenden PC-Bildschirm sitzender Maulwurf vor. Wie schnell doch die Zeit verging und durch wie viele Berge von Briefen, Rechnungen, Anfragen, Mahnungen, Mails, Telefonanrufen und nicht zu vergessen Besuchen man sich nach lediglich vier Wochen Krankenhausaufenthalt durchschlagen darf oder muss.
Meine zweite Nacht kurz vor Weihnachten zu Hause mit der neuen Beatmungsmaschine verlief einfach «traumhaft». Ganz plötzlich lieferte mir die Beatmungsmaschine nämlich statt der normalen sieben sage und schreibe 25 bis 34 Atemzüge pro Minute, was mich natürlich regelrecht aus dem Schlaf katapultierte.
Meine Erfahrung bestätigte sich: Wenn es zu Komplikationen kommt, dann meistens an Feiertagen, wie könnte es auch anders sein.

Die Maschine hörte nicht auf, sich selbst zu triggern. Etwa eine Viertelstunde konnte ich mit einer speziellen Atemtechnik (dem Frog-Breathing: man «schluckt» Luft in die Lunge und nicht in den Magen, was ganz schön schwer ist) ohne Beatmungsmaschine Ruhe bewahren, während ich schnellstmöglich Beatmungsschläuche austauschte, Abluftventil auseinander- und wieder zusammenbaute, Membran überprüfte, sämtliche Software-Einstellungen kontrollierte, die Triggergrenzeinstellungen etwas weniger empfindlich einstellte. Endlich kam ich zum Schluss, dank Logik, dass die Software irgendwie die Daten des grünen Schläuchleins, das den aufgebauten Druck der Beatmungsmaschine misst, nicht mehr richtig verarbeitete. Und das alles selbständig.

Nachdem ich auch noch den Schalter meiner Zimmerlampe flicken musste, gab ich nach drei Stunden – inzwischen natürlich durch meine zweite Beatmungsmaschine auf dem Elektrorollstuhl ersatzbeatmet – auf, programmierte die sich auf dem Elektrorollstuhl befindende «Tagesmaschine» zur «Nachtmaschine» um und konnte immerhin so noch für zwei Stunden ruhig und erschöpft einschlafen. Die von der «Tagesmaschine» zur «Nachtmaschine» umgewandelte Beatmungsmaschine musste ich dann natürlich am anderen Morgen wieder umprogrammieren.

«Selbst ist die Frau beziehungsweise Patientin!», motivierte ich mich.

Eigentlich hätte ich mir nachts mehr Erholung gewünscht, denn ich musste abends in einer Gesundheits-TV-Sendung auftreten. Am Morgen selbstverständlich mit einem «Brummschädel» aufgewacht, gab ich meiner ursprünglich auf «Nachtmaschine» eingestellten Beatmungsmaschine nochmals eine Chance, bevor ich wagte, an einem Sonntag, und erst noch kurz vor Weihnachten, den Fachmann anzurufen. Die Maschine nahm aber ihre letzte Chance nicht wahr. So vereinbarte ich mit dem Spezialisten, dass ich die nächste Nacht wiederum meine Maschinen selbständig umprogrammieren würde, damit ich überhaupt an der TV-Sendung teilnehmen konnte.

Den nächsten Tag verbrachten der Fachmann und ich mit Maschinenanalyse, die dann tatsächlich keinen Zweifel offen liess, dass die Software einen Defekt hatte. Die Tatsache, dass sich ein Defekt finden und differenzieren lässt, sollte bei mir zur Seltenheit werden.

Zwischen Bouillonsuppen als überhaupt einziger Mahlzeit (nicht Henkersmahlzeit) des Tages, auseinander gebauten, auf dem Esstisch liegenden Elektrobestandteilen und Schraubenziehern versuchten wir dem Versagen der Beatmungsmaschine einen philosophischen «Sinn» zu geben, während die zahlreich erschienenen Besucherinnen und Besucher in einem Eckchen lässig flüssig gewordenes Schokoladenmousse schlürften. So viel zum Thema Improvisation und Flexibilität.

Wenn die Beatmungsmaschine davonfährt

Auf meinem Sofa liegend, amüsierte ich mich über das primitive Getue und die Naivität der TV-Show «Wir suchen den Superstar». Wie kann man nur so blöde sein und sich vor einem Millionenpublikum dermassen blamieren.

Während der Fernseher vor sich hin flimmerte und die Kandidaten der Show die Töne beim Singen nicht schlechter treffen konnten, beschäftigte ich mich mit Lesen eines Buches, Schreiben meiner Aufzeichnungen, Entwerfen eines Pflegekonzeptes und Warten auf die Pflegerin, die mir meinen Tracheostoma-Verband machen würde.

Den Elektrorollstuhl hatte ich unmittelbar neben dem Sofa abgestellt, um mich mit der hinten am Rollstuhl montierten Maschine beatmen zu lassen. Der Beatmungsschlauch war lang genug. Eine richtige Pipeline.

Sie kam, sah und dachte, die Pflegerin. Sie machte den gut gemeinten Vorschlag, den Verband gleich auf dem Sofa in der Stube statt im Bett zu machen.

«Welch grandiose Idee!», fand ich.

Die Pflegerin setzte sich in meinen Elektrorollstuhl und fuhr einfach drauflos nach hinten, um Platz zu schaffen, damit sie gut an meinen Hals kommen würde. Ich sass da, glotzte und dachte an meinen Untergang.

Schnell genug konnte ich meinen davonfahrenden Beatmungsschlauch packen, um meine «Atmung zu retten». Der Beatmungsschlauch war gespannt wie ein Drahtseil. Wir sassen da, uns gegenseitig in die erschrocken aufgerissenen Augen starrend: ich auf dem Sofa, den Schlauch umklammernd, die Pflegerin auf meinem Elektrorollstuhl, den Geschwindigkeitsregler umklammernd. Gerade so, als würden wir unsere Kräfte im Seilziehen messen.

Die Katze und die Beatmungsmaschine

Der Name Cäsar wäre für Bobo, meine Katze, viel zutreffender gewesen: Sie kam, sah und siegte. Als sie bei mir als kleiner, mutterloser Kater auftauchte, regnete es in Strömen, ja es hagelte Reiskörner vom Himmel. Der kleine Kater schrie herzzerreissend im Gebüsch. Eigentlich hätte er nur für ein paar Stunden zum Aufwärmen und Trocknen bleiben sollen.
Bobo hat mich so viele Male zur Weissglut, so viele Male zum Lachen gebracht. Es war ihm ein Leichtes, mindestens zehnmal in der Nacht rein- und rausgehen zu wollen. Es blieb nie beim Wollen. Er erpresste mich, indem er leidend aus vollen Kräften vor der Tür schrie, was jedes Mal mein Herz fast zerriss.

«Miau!» Bobo wollte raus.
«Nein!» Ich war zu müde, um aufzustehen.
«Miau!» Bobo musste raus.
«Nein!» Ich war zu faul, um aufzustehen.
«Miiiiau!» Bobo drohte, mich nicht mehr zu mögen.
«Neeeein!» Ich war zu genervt, um aufzustehen.
«Miiiiau!» Bobo wetzte seine Krallen am Stamm meiner Zimmerpflanze.
«Neeeein!» Ich drehte mich und versuchte weiterzuschlafen.
«Miiiiau!» Bobo schmiss die Zimmerpflanze um.
«Neeein!» Ich nahm die neben dem Bett am Boden liegende Wasserpistole und zielte auf Bobo. Schliesslich haben Katzen Angst vor Wasser. Dachte ich.
«Miiiiau!» Bobo liess sich nicht unterkriegen.

Lachen

Ich machte Licht und sah Bobo vor meinem Bett sitzen und die Wasserstrahlen meiner Pistole abfangen. Ich transferierte wohl zum hundertsten Mal in dieser Nacht in meinen Rollstuhl und liess Bobo raus, um dann zehn Minuten später wieder aufzustehen und Bobo reinzulassen. Als Dankeschön für meine allnächtlichen Aktionen knallte er mir Frösche, Fische, Mäuse oder geklaute Mittagsbrote von Bauarbeitern vor mein Bett.
Bobo schrie aber nicht jede Nacht. Manchmal schlief er auch ruhig auf meinem Bett und schnurrte hin und wieder vor sich hin.
Als ich meine Beatmungsmaschine bekam, hatte ich Bedenken, Bobo könnte sich ängstigen und meine Nähe ablehnen. Bobo schien jedoch vom «Blasbalg» verzaubert.
In der ersten Nacht mit meiner Beatmungsmaschine erwachte ich schweissgebadet in schwerer Atemnot. Der Druck auf meiner Brust war unerträglich. Ich versuchte trotzdem weiterzuschlafen und hielt meine Augen geschlossen. Nebst dem Geräusch des Abluftventils vernahm ich ein immer lauter werdendes Schnarchen. Mit heftigem Herzklopfen schlug ich die Augen auf und sah im Dämmerlicht in zwei grosse, mich im Schlaf beobachtende Katzenaugen. Bobo sass mit seinen sechs Kilo auf meiner Brust. Ich liess ihn nicht raus, ich schmiss ihn mit der Absicht, dass er draussen bleiben würde, raus.
Die zweite Nacht mit meiner neuen Beatmungsmaschine schien ruhiger zu verlaufen. Dachte ich. Gegen Mitternacht schrie Bobo draussen vor meiner Tür so laut, dass ich Bedenken hatte, die Nachbarn könnten mich als Tierquälerin bezeichnen. Ich liess Bobo in die Wohnung. Er bedankte sich mit einem Schnurren, hüpfte mit dreckigen Pfoten auf mein Bett, blinzelte mit den Augen, als könnte er kein Wässerchen trüben, und schlief ein. Endlich Ruhe! Dachte ich. Und wieder wurde ich aus dem Schlaf gerissen. Und wieder hatte ich Atemnot. Statt einem Schnarchen und sechs Kilo Gewicht auf meiner Brust hörte ich den Alarm der Beatmungsmaschine und ein eigenartiges Kauen. Das Kauen kam von Bobo. Er biss genüsslich in meinen Beatmungsschlauch und sah mich herausfordernd an.

Tierverkauf

Oft tröstet mich mein manchmal etwas schwer nachvollziehbarer Galgenhumor über schwierige Zeiten hinweg. So auch, als ich für Monate an einer bakteriellen Infektion der Lungen litt. Diese Bakterien liessen sich nicht durch Antibiotika-Infusionen, Antibiotika-Tabletten oder Antibiotika-Inhalationen vertreiben. Ich versuchte es mit anderen Mitteln, zeichnete ein Porträt dieser Bakterien und entwarf folgendes Inserat für die Zeitschrift «Tierwelt»:

Günstig abzugeben:	niedlich-hässliche kleine Bakterien
Gattung:	Serratia marescens
Farbe:	bei Eiweissabsonderung zuerst weisser, dann gelber und bei Abfallprodukten grüner Schleim, unter dem Mikroskop rote Verfärbung
Charakter:	ausserordentlich treu und anhänglich, sehr pflegeleicht, brauchen ein geschwächtes Immunsystem
Eigenschaften:	sehr fortpflanzungsfreudig
Unterkunft:	meistens in der Lunge, Blase und im Blut
Interessenten:	melden sich unter Chiffre 1124353.34554543.01

Ironischerweise flohen meine Bakterien Serratia m. nur kurze Zeit nach dem Pseudoinserat aus meinem Lungensystem in mein Blut, da sich wegen Immunschwäche in meinen Lungenfeldern ein anderes, multiresistentes Bakterium einnistete und jene sich nicht gerne mit anderen Bakterienstämmen einlassen. Über das Blut können sich Bakterien sehr schnell und ungehindert in allen Organen verteilen und an einigen sogar haften bleiben. Die Heilung einer Blutvergiftung ist auch heute noch eine schwierige Aufgabe.

Das weisse Licht

«Ich habe das weisse Licht gesehen, und dort waren ganz viele Schmetterlinge!», erzählte ich meinen Freunden, als ich mich wieder auf dem Weg zur Besserung befand.
Kein anderes Lebewesen symbolisiert Geburt, Leben und Tod auf so wunderbare Weise wie der Schmetterling.
Nachdenklich schaute André aus dem Fenster.
«Warum hast du dich nicht schon gemeldet, als es dir schlecht ging?», fragte Karin.
«Es ging mir zu schlecht, als dass ich noch jemanden hätte benachrichtigen können.»

«Obschon ich mich seit Jahren mit dem Sterben auseinander gesetzt habe, hat mich meine jetzige Situation vollends überrumpelt», erklärte ich.
Ja, mit dem Sterben durch meine Krankheit hatte ich mich längst abgefunden. Der Tod würde schleichend, unbemerkt mein Leben einholen.
Doch nun stand er ganz plötzlich vor meiner Tür, klopfte an und sprach mit mir. Nicht wegen meiner eigentlich tödlich verlaufenden Krankheit, sondern wegen einer Blutvergiftung, die als Zweitfolge auftrat.
Inzwischen war es schon dunkel, und meine Freunde sassen immer noch bei mir am Bett. André begann laut zu lachen. «Stellt es euch vor, nein, stellt es euch vor!» Er schnappte nach Luft.
Er forderte Karin und mich auf, hinauszuschauen. Meine Augen blieben an grell leuchtenden Strassenlampen haften. Mücken umschwärmten sie.
«Ob ich da wohl das weisse Licht und die Schmetterlinge verwechselt habe, vor ein paar Tagen?», fragte ich mich.

Eine Kanüle auf Reisen

Zähne geputzt, Gesicht gewaschen, gut gelagert lag ich im Bett. Ich bat die Pflegerin, sie hiess Anna, mir mein Tracheostoma neu zu verbinden. Während sie mir die Medikamente über meine

Ernährungssonde verabreichte, erzählte ich ihr, wie wichtig es sei, dass die Pflegerinnen der Station auch mal bei einem Wechsel der Kanüle (Röhrchen, das in den Luftröhrenschnitt geführt und durch das beatmet wird) dabei sind, um diesen zu lernen.
Grinsend und stolz erklärte ich ihr auch, dass der Wechsel einer Kanüle so etwas von einfach zu machen sei, dass ich, die Patientin, ihn sogar selbst vollziehen könne. Die Kanüle lasse sich problemlos raus- und reinschieben, bluffte ich.
Pflegerin Anna sah mich sehr skeptisch an und begann, das Halsband meiner Kanüle zu lösen.
«Könntest du die Kanüle halten, damit sie nicht herausfällt?»
«Na klar, was für eine Frage! Ich hab doch die Hand für Kanülen», dachte ich vorwitzig.
Die Pflegerin berührte mit dem Ellenbogen versehentlich die Glocke und löste damit den Zimmeralarm aus. Pflichtbewusst wies ich sie darauf hin, dass nun alle Pflegerinnen vergebens in mein Zimmer stürmen würden.
Anna meinte jedoch cool, sie habe keine Hand frei, um den Alarm zu stoppen, sie müsse zuerst mal meine Kanüle wieder mit einem neuen Halsband sichern, schliesslich wolle sie auf keinen Fall, dass die Kanüle rausfalle.
Ich hörte das Getrampel der anderen Dienst habenden Pflegerinnen, die Türklinke bewegte sich, und flutsch, in dem Moment rutschte meine Kanüle raus.
Drei kreidenbleiche Pflgerinnen standen um mein Bett. Erst eine Stunde zuvor hatte ich das von mir zusammengestellte «Not-Set» mit allen Hilfsmitteln, die man zu einem Kanülenwechsel braucht, in meinen Rucksack gepackt. In der Annahme, dass ich dies einen Tag vor meiner Heimkehr sicher nicht mehr brauchen würde.
Und nun sass ich da, mit meinem Loch im Hals, keine Kanüle in der Luftröhre, keine Beatmung, und spürte, dass meine Sauerstoffwerte ohne Beatmung sanken und das für mich gefährliche Kohlendioxid stieg.
Pflegerin Anna löste die Schnallen meines Rucksackes und durchwühlte den Inhalt. Erleichtert fand sie das «Not-Set» mit der Ersatzkanüle.

Ich riss Anna die Kanüle aus der Hand. Mein schallendes Gelächter, während ich die neue Kanüle in mein Loch im Hals schob, liess die Sauerstoffwerte noch mehr sinken, und das Messgerät alarmierte.

Der nicht geplante Kanülenwechsel ging zwar wegen meiner Lachanfälle lange, dafür haben mir drei Pflegerinnen assistiert und endlich mal einen Kanülenwechsel gesehen, was ich doch so wichtig fand.

Der Pyjama

Ich kann mich an nichts mehr erinnern, als ich damals einen Atemstillstand hatte und man den geplanten Luftröhrenschnitt um ein paar Stunden vorverschieben musste. Nur etwas sehe ich noch: meinen grüngestreiften Pyjama.

Der Luftröhrenschnitt, der mir für längere Zeit Lebensqualität und auch Lebensquantität bringen sollte, war auf Freitag, den 9. Mai 2003, geplant. Morgens früh wünschte ich, mich noch duschen zu dürfen. Die Pflegerin versuchte mich zu motivieren, das völlig unästhetische, hinten offene weisse «Schlachthemd», das Spitalnachthemd, anzuziehen.

Doch mein grüngestreifter Pyjama gefiel mir viel besser. Da ich mich bereits einige Stunden vor dem Eingriff zu waschen hatte, durfte ich vorerst auf das weisse Laken von Spitalnachthemd verzichten. Man könne mir dies auch später noch anziehen.

Ich bekam gegen Mittag einen Tranquillizer, ein Beruhigungsmittel, welches oft als Prämedikation einer Vollnarkose verwendet wird.

Durch die Einnahme eines solchen Beruhigungsmittels vor der Narkose muss man die Patientin während der Operation nicht mehr so tief sedieren. Komplikationen während und nicht zu vergessen nach der Operation können mit dieser Massnahme gemildert werden.

Der zuständige Anästhesist setzte die Dosierung des Tranquillizers bewusst sehr tief an, um die Nebenwirkung in Form einer für mich gefährlichen Muskelerschlaffung zu vermeiden. Nun wirkte aber bereits die Säuglingsdosierung derart stark, dass es bei mir zu einem

Atemstillstand kam. Wäre nicht, wie sich später herausstellte, eine Pflegehilfe zufällig in mein Zimmer gekommen, hätte niemand den Atemstillstand bemerkt. Ich war mit Nasenmaske beatmet und eine Beatmungsmaschine, die hätte Alarm auslösen können, war noch in weiter Ferne.
Es musste alles schnell gehen, wie man mir nachträglich erzählte. Man musste den Chirurgen ausrufen lassen und ihn bitten, bereits am Mittag den Luftröhrenschnitt durchzuführen. Man wollte meinem Körper nicht auch noch eine Intubation antun, wenn man ja sowieso einen direkten Zugang zu den Lungen geplant hatte.
Obwohl ich eigentlich bewusstlos war, hörte ich den Anästhesisten: «Mist, ich bring den blöden Pyjama nicht runter! Ich kann die Elektroden nicht befestigen. Hat jemand eine Schere?», und er rupfte an meinem grüngestreiften Pyjama.
«Oh nein, mein schöner Pyjama!», rief ich in Gedanken aus.

Als ich nach dem Luftröhrenschnitt erwachte, prüfte ich zuerst, ob mein Pyjama heil davongekommen sei und erst, als ich festgestellt hatte, dass er in Ordnung war, ob ich überhaupt noch unter den Lebendigen weilte.
Den Pyjama trug ich noch Jahre, bis er dann tatsächlich an den Seitennähten riss und ich ihn fortschmeissen musste.

Die tapfere Patientin

Ich beobachtete den Arzt, wie er die Botoxspritze aufzog, und fragte mich, auf dem Schragen liegend, wie leidend ein Mensch wirklich sein muss, um sich die Zeichen der Alterung mit dem Wundermittel Botox wegspritzen zu lassen.
Der Arzt erzählte mir mit einem Lächeln, dass es sogar Hollywood-Stars gebe, die sich die Achseldrüsen mit Botox lähmen liessen, damit sie auf den durch Beleuchtung heissen Tribünen nicht ins Schwitzen kamen und im Lichthagel der Presse ärmellose Galakleider tragen konnten.
Ich verdrehe die Augen: «Meine Güte, haben die vielleicht Probleme.»

Der Radiologe machte eine Ultraschalluntersuchung meiner Speicheldrüsen, um sicherzustellen, dass die Nadel der Spritze nicht einen Gesichtsnerv treffen würde. Durch die Botoxinjektion erhoffte man sich eine Verminderung des Speichels und damit eine Linderung der Folgen meiner Schlucklähmung, die meine Krankheit mit sich brachte.
Der Arzt stach vorsichtig, langsam in meine rechte Wange, tief ins Fleisch.
«Da, ja, sehr gut. Ja, ich sehe sie. Schön sieht sie aus, die Parotis. Jetzt! Ja, du kannst das Botox-Depot spritzen», ereiferte sich der Radiologe.
Das Spritzen tat gar nicht weh. Nein, nein, ich hätte nur schreien können, hätte ich schreien können.
«Sie ist eine sehr Tapfere!», meinte der Arzt, den Wirkstoff langsam reinspritzend.
Tapfere? Meinte der mich?
Das konnte ja wohl nicht wahr sein. Ich musste schmunzeln, innerlich lachte ich lauthals und heulte zugleich auf vor Schmerz.
Hätte ich sprechen können, einen Laut von mir geben können, hätte ich vor Schmerz geschrien. Hätte ich meine Arme bewegen können, hätte ich den Arzt in dessen Flanke gekniffen. Hätte ich meine Beine bewegen können, hätte ich dem Arzt einen Tritt in den Hintern gegeben.
Aber ich lag da: gelähmt, geschwächt, sprachlos, innerlich lachend und schreiend gleichzeitig. Denn: Eine Patientin, die nicht sprechen kann, ist immer tapfer. Wie kann sie auch anders, als tapfer zu schweigen?

Instruktion

Um in meiner eigenen Wohnung weiterleben zu können, musste ein neues Begleitungs- und Pflegeteam gebildet werden. Ziel war, eine 24-Stunden-Präsenz zu erreichen, was für alle Beteiligten eine grosse Herausforderung und Pionierarbeit bedeutete.
Wir luden dazu an einem Samstag alle zur Instruktion ein: wie absaugen, wie den Urinbeutel leeren, wie und welche Medikamente

verabreichen, welches Notprozedere einhalten, wie sehen die Nachtwache, die täglichen Handreichungen aus und so weiter. Meine Freundin Dana, ebenfalls Pflegerin, übernahm die Koordination der Instruktion in meiner Wohnung.

Während sich die Teilnehmerinnen allmählich an den Tisch setzten, bereitete meine Freundin die für die Instruktion notwendigen Utensilien wie zum Beispiel eine Absaugpumpe vor. Lässig an die Wand gelehnt, stand auch eine zierliche junge Frau im Wohnzimmer.

«Bitte nehmen Sie doch Platz!», forderte ich die junge Frau auf und zeigte auf einen Stuhl.

«Nein, nein. Ick will stehen», antwortete sie scheu, mit fremdsprachigem Akzent.

Meine Freundin bot Kaffee an. Die junge Frau wollte weder Kaffee noch sich hinsetzen. Ich sah meine Freundin voller Bedenken an und dachte, dass die Probleme mit der jungen Frau wohl schon vorprogrammiert waren. Wie sollte sie mich als fremdsprachige Pflegerin verstehen, wenn ich nicht mehr sprechen kann? Sie konnte ja kaum Deutsch und verstand nicht einmal den Fachbegriff «Absaugen». Die junge Frau hielt ein aus einer Zeitung herausgerissenes Inserat in ihrer Hand. Ich nahm an, dass man über Inserat Pflegerinnen für mich gesucht hatte.

«Kommen Sie auch vom Begleitungsdienst?», fragte meine Freundin die junge Frau.

«Ja, ja. Meine Mann heute telefoniert.»

«Das kann ja heiter werden», dachte ich.

Die junge Frau zeigte meiner Freundin den Zeitungsschnipsel.

Dana verfiel in schallendes Gelächter und musste sich hinsetzen: Die junge Frau kam, um sich eine Wohnung anzuschauen, und hatte das Stockwerk verfehlt.

Telefonshopping

Mein Telefon klingelt. Eine Vertreterin der Firma «Basilicum» fragt mich, ob ich gerne Italienisch esse.

Bevor ich antworten kann, erzählt sie mir von ihrer Aktion dicker

Nudeln, garantiert in Italien nach echtem italienischem Rezept hergestellt. Ich komme kaum dazu, mein Desinteresse mitzuteilen. Ich warte ab, bis sie einatmen würde.
«Ja, ja, jetzt komm ich dran», denke ich erleichtert.
«Nein, leider ...», beginne ich mit meiner Entschuldigung.
Die Verkäuferin unterbricht mich. «Die Nudeln sind im Zehnerpack zum Aktionspreis erhältlich.»
«Mooooment», versuche ich es erneut. «So gerne ich Ihre Nudeln auch essen möchte, muss ich Sie leider enttäuschen: Ich werde künstlich ernährt ... es sei denn, Sie können mir die Nudeln gleich püriert liefern.»
Die Verkäuferin am Telefon wünscht mir alles Gute und hängt auf.

Schleimlöser

Ich hatte eine Schleimverhärtung in meiner Beatmungskanüle, genannt Schleimpfropf. Er konnte einfach nicht dazu bewegt werden, meine Kanüle zu verlassen. Und einmal mehr machten sich meine Freundin und Pflegerin Dana und ich auf den Weg ins vierzig Minuten entfernte Krankenhaus, wo uns mein Lungenfacharzt erwartete. Auch er war etwa zwanzig Minuten zum Spital gefahren. Es war bereits neun Uhr abends.
Die Autobahn war ausgesprochen schlecht. Auf mittlerem Wege befand sich ein längeres Strassenstück, dessen Sanierung erst bevorstand. Die Unebenheiten liessen meinen Körper auf und ab hopsen, schlugen mir regelrechte Hiebe ins Genick. Durch die Vibrationen und Erschütterungen löste sich viel Schleim in meiner Lunge und in der Kanüle, und ich musste heftig husten.
Kurz vor unserem Ziel stellte ich teils erleichtert, teils wütend fest, dass ich besser atmen konnte. Auch meine Sauerstoffwerte verbesserten sich zunehmend, da sich der Schleim gelöst hatte.
«So, Frau Balmer. Wie geht es mit dem Atmen?», fragte mich mein Arzt.
«Ehm, nun ja. Es geht mir seit der Reise hierher viel besser», erklärte ich. «Ich glaube, die Pfropfe haben sich dank des beschissenen Autobahnbelages gelöst.» Mir war die Lage peinlich.

«Ich schaue es mir trotzdem noch an und ersetze die Kanüle durch eine neue», lachte er.
Während er meine Bronchien mit einer Bronchoskopie von innen betrachtete, verordnete er bei Schleimpfropfen «Autofahrten über Unebenheiten».

Als Dana und ich zwei Stunden später wieder in meinem Wohnort einfuhren, bog sie vor meiner Wohnung ab und fuhr zum Restaurant Sonne.
«Ich habe vergessen, Zigaretten zu kaufen.»
Beide konnten wir nicht ahnen und im Dunkeln schon gar nicht sehen, dass sich hinter dem Restaurant riesengrosse Regenlöcher befanden. Nicht nur mich schüttelte es gewaltig durch.
Dana hielt das Auto vor dem Restaurant an und sprang hinein, um Zigaretten zu kaufen. Als sie wieder kam, stieg sie wortlos mit einem verdächtigen Grinsen ins Auto ein.
«Und weil es so schön war und gesund ist, machen wir das grad nochmal», sagte sie, bog auf die Hauptstrasse und fuhr hinter dem Restaurant erneut durch die Regenlöcher.

Sterben, wenn es regnet
«Wie und wo willst du einmal sterben?», fragen mich viele Menschen.
Meine tiefe Liebe zur Natur lässt mich diese Frage sehr einfach beantworten: «Mitten auf einem Feld. Am liebsten natürlich in einem Pusteblumenfeld.»
«Was machst du, wenn es zu dem Zeitpunkt regnet?»
«Ich stelle ein rot-weiss gestreiftes Zelt einer Baufirma auf», antworte ich.

Sterben auf dem Feld
Symbolisch wollten wir meinen Wunsch, mitten im Feld sterben zu können, wenige Stunden vor der lebensnotwendigen Tracheotomie, dem Luftröhrenschnitt, im damals sich in Arbeit befinden-

den Dokumentarfilm über mein Leben festhalten. Ich fuhr also mit meinem Elektrorollstuhl in ein grosses Pusteblumenfeld, das nahe an einem kleinen See lag. Die Pusteblumen waren so sehr in die Höhe gewachsen, dass sie mir bis zu meinen Ellenbogen reichten. Das Fernsehteam folgte mir mit den schweren Kameras auf den Schultern und den Mikrofonen.

Es war ein wunderbares Bild, eine spezielle Atmosphäre. So richtig besinnlich, melancholisch, berührend. Ein bisschen traurig, zur Thematik Sterben passend, und dennoch voller Leben. Bis der Bauer kam!

Unsere tiefen Spuren im niedergetrampelten Gras waren unübersehbar. Der Bauer, auf seinem «Drahtesel» sitzend, zielte geradewegs auf uns zu. Die Kameraleute und die Regisseure und die Tontechniker warfen sich regelrecht auf den Bauch oder duckten sich tief in die Wiese. Nur ich sass wie ein erschrecktes Wild im Elektrorollstuhl mitten im Pusteblumenfeld bei Sonnenuntergang und fühlte mich plötzlich so alleine.

Ich hätte in den Boden versinken können und wäre am liebsten «gestorben».

Weisses Laken, Todesangst und Trauermusik

Schwerkrank, sterbend liege ich im Bett. Es ist grauenhaft heiss, sowohl draussen als auch in meinem Zimmer. Weder Fenster noch Zimmertür darf ich öffnen, da ich isoliert bin. Die Blutvergiftung schwächte mein Immunsystem. Deshalb konnten multiresistente Spitalkeime in meinen Körper dringen. Die Isolation ist zwar sehr beängstigend, jedoch bereitet nicht sie uns die Sorgen, sondern die Blutvergiftung durch Bakterien, die meine Lunge schon seit mehr als einem Jahr besiedeln.

Die Pflegerin mit gelbem Mundschutz, Schürze und Handschuhen wirft ein weisses Laken über mich.

«Das Laken wird dir weniger heiss machen», sagt sie.

Das Laken ist mir unheimlich. Die Pflegerin legt auf meinen Wunsch hin eine selbst gebrannte Klassik-CD in das Laufwerk meines Notebooks. Ich liege bocksteif vor Angst in meinem Bett und versuche, diese durch die feinen Klänge der Musik zu besänftigen.

Draussen läuft das Openairkino. Ich ertrage es nicht, wenn ich höre, rieche, wähne, wie das Leben draussen weitergeht. Bei nächster Gelegenheit würde ich die Pflegerin bitten, mir meine Musik lauter einzustellen, um die Geräusche von draussen zu übertönen.

Plötzlich wird meine klassische Musik immer lauter. Das Orchester spielt «Air» von Johann Sebastian Bach. Ich hatte bei der Aufnahme von der alten Schallplatte auf CD vergessen, den Lautstärkeregler entsprechend einzustellen.

Es mag für die Pflegerin ein schreckliches Bild darstellen: todkranke, lachende Patientin liegt mit weissem Laken bedeckt und umgeben von ausgesprochen alt klingender Trauermusik im Bett.

Fischchen Nemo sucht Anschluss

Ich kaufte mir ein kleines Aquarium mit Süsswasserfischen und liess es auf dem Fensterbrett installieren, so dass ich die Fische aus meinem Bett beobachten kann. Bekanntlich wirkt ein Aquarium beruhigend.

Frohen Mutes wartete ich auf Nachwuchs. Ich warte heute noch. Nachwuchs gab es schon, hin und wieder. Der wurde aber, sobald er sich zeigte, von den Kannibalen gefressen.

Der Bestand der orangefarbenen Fische minderte sich von drei auf einen. Fische sterben auch eines natürlichen Todes. Ich bekam wiederum ein Pärchen. Ein Fisch davon hatte es mir besonders angetan: er war klein, hässlich und wusste einfach nicht, welcher Gattung er angehört. Ich nannte ihn «Nemo», wie der kleine Held im Zeichentrickfilm. Nemo suchte und suchte, schwamm keck und frech im Aquarium herum, begab sich in einige lebensgefährliche Situationen und schwamm stets anderen Fischarten nach, biederte sich ihnen an. Sie aber ignorierten den armen Nemo und schwammen davon. Seine eigene Art schien ihn nicht zu interessieren. Oder er war sich seiner Art und seines Geschlechts einfach nicht bewusst. Es gab also zwei Gründe für mich, die Fische im Auge zu behalten: Einerseits wollte ich endlich mal Nachwuchs im Gewimmel der

Wasserpflanzen entdecken, anderseits musste ich das Verhalten von Nemo weiterhin beobachten.

Da Nemo ausserordentlich klein geraten war und der allfällige Fischnachwuchs ebenfalls winzig sein würde, musste ich mir etwas einfallen lassen. So hatte ich die glorreiche Idee, mir einen Feldstecher zu besorgen.

Bis in die späten Abendstunden sass ich nun mit dem Feldstecher an meiner Seite im Bett. Auf der anderen Seite hatte ich etwas zum Knabbern.

Kurz vor Schichtwechsel des Pflegepersonals an einem heissen Sommerabend schlief ich, in der linken Hand meinen Feldstecher haltend, ein. Ich verpasste alles, einfach alles: Nemo fand nach Wochen der Beobachtung endlich, aber ausgerechnet an besagtem Abend, Anschluss bei seiner eigenen Gattung, und die anderen Fische frassen «meinen» Nachwuchs einfach auf.

Der Alarm meiner Beatmungsmaschine verkündete, dass ich eingeschlafen sei, und die Pflegerinnen rannten in mein Zimmer. Das Gelächter weckte mich unsanft aus meinem Schlaf.

«Was um Gottes willen spannst du denn? Das Feld ist weit und das nächste Haus zig Meter entfernt.»

«Ich, ehm... ich beobachte meine Fische im Aquarium», antwortete ich verlegen, aber mit grösster Selbstverständlichkeit.

«Waaaaas?», lachten sie alle, die um mein Bett standen.

«Ist doch ganz normal: Nemo sucht Anschluss und ich muss sein Verhalten erkunden, damit ich ihn allenfalls ‹behandeln› kann. Ja, und ich habe drei schwangere, lebend gebärende Fische. Ich will doch die Geburt nicht verpassen!», erklärte ich bestimmt weiter.

Eine Mütze für die Infusionsflasche

Ich musste wegen eines Lungeninfektes eine Antibiotika-Behandlung mit Infusionen über mich ergehen lassen. Die starken Medikamente machten mich sehr müde, und ich lag Tag und Nacht auf meinem Sofa, schaute gelangweilt Fernsehen.

«Ach, wenn ich doch nur wenigstens eine Minute an die kalte, frische Winterluft gehen könnte!», jammerte ich vor mich hin.

«Wo liegt das Problem?», fragte mich meine Pflegerin und Freundin Dana. «An einer Infusion zu hängen ist noch lange kein Grund, nicht am Leben teilzunehmen und nicht spazieren zu gehen.»
«Die verdammte Infusion», antwortete ich mit hängendem Kopf.
Dana kam mit dem Hausbesen in das Wohnzimmer und fragte, wo ich Schnur habe.
«Im Büro, linkes Kästchen, oberste Schublade. Aber um Himmels willen, was willst du mit einem Besen und einer Schnur?»
«Du willst raus. Also gehst du raus», sagte sie bestimmt und ging zielstrebig in mein Büro, kam mit dem Schnurknäuel zurück.
Sie begann den Besen mit der Schnur an meine Rollstuhlrücklehne zu binden, hängte meine Infusionsflasche an den Besenstiel.
«Nein! Das geht doch nicht. Was ist, wenn die Infusionslösung draussen gefriert?» Kaum hatte ich die Frage ausgesprochen, kam Dana schon mit meiner dicken Strickmütze und stülpte diese kurzerhand über die Infusionsflasche.
«Nun zufrieden? Jetzt kann die Infusionslösung nicht mehr frieren.» Sie lachte.
Wir gingen spazieren und anschliessend einkaufen, was einigen Dorfbewohnern die Sprache regelrecht verschlug.

Kinder

Eins und eins sind drei — Wir sind Kinder der Liebe

Schon als kleines Kind machte ich mir Gedanken über das Leben. Denn trotz meiner humorvollen, sehr heiteren Art war ich keineswegs nur ein unbeschwertes Kind und stellte mir tiefschürfende Fragen: Wie entsteht ein Leben? Warum stirbt ein Lebewesen? Hat unser Leben einen Sinn? Gibt es einen Lebensplan? Und dergleichen.
Ich kann mich nicht mehr erinnern, ob ich diese Lebensfragen auch gegenüber Erwachsenen wie zum Beispiel meinen Eltern oder Lehrern äusserte. Ich kann mich lediglich an zwei Situationen erinnern, die sich zwischen meinem siebten und neunten Lebensjahr abgespielt haben.

Bereits im Alter von sechs Jahren urteilte eine Kindergärtnerin, dass ich zu unreif für die Schule sei und ein Kindergartenjahr wiederholen müsse, was ich dann nicht tat. Denn die angeblichen psychologischen Untersuchungen waren alles andere als verwertbar. Ich musste in Reihen dieselben Schiffchen nachzeichnen, wie es die Vorlage vorgab. Alle Fähnchen der ersten Reihe in die linke Richtung, alle Fähnchen der zweiten Reihe in die rechte Richtung, die Fähnchen der dritten Reihe abwechslungsweise in die linke und dann in die rechte Richtung. Ich fand das langweilig. Denn ich verbrachte viele Stunden in der Natur und hatte bereits begriffen, dass die Natur zwar Gesetze hatte, aber die Ausnahmen diese bestimmten. Ich selbst fühlte, nein wähnte mich, seit ich denken konnte, als Ausnahme der Natur.
Warum sollten also alle Schiffchen in öden Reihen stehen?
Auf dem Meer fuhr man ja auch nicht in eine Richtung, und wenn der Sturm kam, wurden die Segel vom Wind erfasst und zeigten mal nach links, dann nach rechts.

So zeichnete ich ein Meer mit Schiffchen mal nach rechts und mal nach links. Meine kreative Umsetzung brachte die Kindergärtnerin zur Aussage, ich könne mich gemäss den psychologischen Tests weder konzentrieren noch sei ich anpassungsfähig.

Die Rechenaufgaben in der ersten Klasse wurden mir dann tatsächlich zum Verhängnis, und ich musste die zweite Klasse wiederholen.
Ich sei im Rechnen eine Flasche, war meine eigene Interpretation, als die Lehrerin mehrmals erwähnte, ich sei ein rechnerisch unbegabtes Kind und könne nicht logisch denken. Meine Eltern glaubten immer an meine Fähigkeiten, die sich dann einige Jahre später bestätigen sollten. Oft war mir in der Schule so langweilig, dass ich alles Mögliche tat, nur nicht aufpasste.

Wir mussten eine Rechenprüfung abgeben, die unter anderen folgende Aufgabe enthielt:
$1 + 1 = ?$
Für mich gab es nur eine Lösung, nämlich:
$1 + 1 = 3$
Die Lehrerin korrigierte meine Lösung:
$1 + 1 = 2$
Ich stand, nachdem ich die Korrekturen erhalten hatte, auf und ging zögernden Schrittes auf meine Lehrerin zu. Mit feuchten Händen hielt ich mein Lösungsblatt der Lehrerin hin. Ich war ein lebendiges, quirliges, keckes und menschenfreundliches Kind. Jedoch keine Draufgängerin und je nach Reaktion, die auf mich zukam, sehr sensibel und verletzbar. Der Schritt auf meine Lehrerin zu bedeutete für mich eine grosse Überwindung.
«Warum ist meine Lösung falsch?», fragte ich sie.
«Weil eins und eins nicht drei, sondern zwei gibt», antwortete sie schmunzelnd.
«Aber: Wer hat bestimmt, was die Zahl eins ist und was sie bedeutet, wer hat gesagt, was ein ‹und› ist?», fragte ich bestimmt.
«Deine Lösung ist einfach nicht richtig und der Abzugspunkt ist berechtigt. Pass das nächste Mal besser auf!», antwortete die Leh-

rerin, und ich begab mich mit gesenktem Kopf wieder an meinen Platz.

Mehr als zwanzig Jahre später sah ich den Film «Genesis». Ein eindrücklicher Film mit Fragen über die Entstehung des Lebens und dem Versuch, diese zu beantworten:
«Eins und eins sind drei – Wir sind Kinder der Liebe!»

Nächstenliebe durch Kinder

Mein Patenkind hat bereits in seinen ersten Lebenstagen die Normalität einer Abnormalität kennen gelernt, indem ich ihn voller Vertrauen an meinem Beatmungsschlauch tasten liess. Bevor er meine Stimme mit «Gotte» assoziieren konnte, wusste er, mit meiner Beatmung umzugehen.

Eine Schulklasse elfjähriger Kinder besuchte mich im Rahmen des Religionsunterrichts. Sie stellten sehr interessierte Fragen über das Leben mit einer Krankheit. Drei Mädchen standen vor mich hin und lasen stolz das Gedicht vor, das sie verfasst hatten:

> Sie meistern Ihr Leben,
> wie wachsende Reben.
> So stark wie Sie leben,
> mit Gottes Segen.
> Ihr Inneres ist lieblich,
> so wie auch Ihr Blick.
> Sie leben prächtig
> Und auch mächtig.

Kindheitserinnerung

Mein erstes Haustier war kein Kaninchen, kein Meerschweinchen, sondern ein Huhn. Ich nannte es «Goldhälsli», weil es einen so wunderbar goldenen Hals hatte. Goldhälsli war oftmals in der Lage, Eier auszubrüten, was mich natürlich mit grossem Stolz erfüllte.

Sie war sehr selbstbestimmt und verteidigte ihre Jungen gegenüber unseren Hunden und Katzen mit konsequenten Scheinangriffen. Vorbild war sie mir wahrscheinlich schon damals.

Ich interessierte mich bereits als Kind für das Verhalten der Tiere, beobachtete sie und notierte alles, was sie taten oder eben nicht taten.

Es kam auch wieder die Zeit für Goldhälsli, Eier auszubrüten. Meine Mutter bemerkte, dass eines der Küken nicht in der Lage war, sich aus seiner Eierschale zu befreien. Ein Fuss lugte bereits aus dem Ei, und ich stellte fest, dass der Fuss verhältnismässig gross war.

Meine Mutter erklärte mir, dass ich die Eierschale nicht einfach abtragen dürfe, da ich die Nabelschnur verletzen und das Küken verbluten könne.

Ich installierte meine Nachttischlampe und setzte mich mit dem Ei und dem sich darin befindenden Küken auf den Boden. Ich durchleuchtete das Ei mit der Lampe und begann, vorsichtig Millimeter um Millimeter die Schale zu entfernen. Das Küken verhielt sich ruhig, ich hörte nur, wie es leise mit dem Schnabel an die Schalenwand klopfte.

Ich schaffte es, dem Küken das Leben zu schenken. Das Bein des kleinen Hahnes blieb übergross, wodurch er humpelte. Ich nannte ihn «Hinkebein». Er wurde immer handzahmer, so dass ich ihn sogar Kunststücke lehren konnte. Irgendwie schien der zu klein geratene, kammlose Hahn mit dem grossen linken Bein nicht zu wissen, dass er eigentlich dem männlichen Geschlecht zugehörte, und verhielt sich wie ein Huhn.

Als Hinkebein zwei Jahre alt war, wurde er immer aggressiver, führte in den letzten Wochen seines Lebens heftige Attacken gar auf meine Beine aus. Hinkebein lag eines Morgens nach Wochen der Verhaltensstörung tot im Hühnerstall am Boden.

Ich lernte, dass man der Natur eigentlich nie reinpfuschen sollte. Doch was ist, wenn man einem Menschen hilft zu überleben, der zum Beispiel durch Krankheit zum Tode verurteilt ist – wie ich –?

Die Klangkugel

An meinem dreissigsten Geburtstag zeigte mir die Mutter meines Patenkindes die Ultraschallbilder, auf denen ich das erste Mal den noch ungeborenen Joël sehen konnte. Als mich seine Eltern fragten, ob ich Patin für ihr Kind sein wolle, musste ich vor Rührung weinen. Ich wusste, dass ich nie eigene Kinder haben kann, nie Mutter sein werde, was mich noch heute immer wieder sehr schmerzt. Umso erfreuter war ich über diese Anfrage.

Die Mutter von Joël trug während der Schwangerschaft eine Klangkugel, eine so genannte «Schwangerschaftskugel», die das Kind im Bauch beruhigen sollte.

Zwei Jahre später, Patenkind Joël lernte gerade laufen, schenkte er mir zu meinem zweiunddreissigsten Geburtstag voller Stolz «seine» Klangkugel, die mich behüten soll. Ich werde die kleinen Händchen nie mehr vergessen, wie sie mir die Kugel überreichten.

Die Kugel trage ich oft um meinen Hals. Verfalle ich in einen Zustand der Bewegungslosigkeit, ist es oft die Klangkugel, die mich vom lethargischen Zustand erlöst. Der Klang der «Schwangerschaftskugel» scheint die Blockade in meinem Gehirn zu lösen.

Umarmung eines Kindes

Die Geschwister Noel, dreijährig, und Nuria, fünfjährig, sitzen an meinem Bettende und malen in einem Büchlein, das auf einem kleinen Bettlesetischchen liegt. Die Mutter, meine Freundin Dana, sitzt auf dem Sofa am Fussende meines Bettes.

«Mal auch mit!», fordert mich Noel auf.

«Welche Farbe soll ich nehmen?», frage ich.

Es dauert fünf Minuten, bis sich Noel und Nuria einig sind, mit welcher Farbe ich zu malen habe.

«Blau. Du malst mit der blauen Farbe. Ich mit grün und Noel mit gelb», bestimmt Nuria.

Ich lächle und schaue Nuria an. Sie sieht wie eine kleine Schneeflocke aus, finde ich. Warum weiss ich nicht. Ihre hübschen Augen glänzen, ein Lachen wie eine kleine Fee. Ich male dem Jungen im Malheft blaue Haare, was ein Kichern der beiden auslöst.

Das Malen ist für die Kinder bald nicht mehr interessant. Noel ist von der Bedienung meines elektronischen Krankenbettes überaus fasziniert und stolz, dass er den Knopf zum Heben und Senken des Bettes bedienen darf. Nach mindestens zwölfmal rauf und runter gibt der Motor erschöpft auf. Das Bett bleibt in der Höhe stehen. Herzhaftes Lachen allerseits.
«Willst du über Nacht bei mir bleiben?», frage ich Noel im Scherz.
«Ja, ja!», Noel nickt und dreht sich zu seiner Mutter um. «Mami, ich bleibe.»
«Wie stellst du dir das denn vor?», fragt ihn seine Mutter.
«Mami, du musst die Spielsachen in der Tasche da lassen.»
Noel dreht sich zu mir. «Sonja. Du kannst ja dann am Morgen mein Mami anrufen und sagen, dass sie mich abholen soll.»
Dana erklärt ihrem Sohn, dass sie anderntags arbeiten wird und sie ihn am Morgen nicht abholen kann.
«Dann holst du mich eben erst am Abend ab», sagt Noel bestimmt.
Es ist, als würde mich Klein-Noel umarmen.

Sterben

Meine Welt — Deine Welt

Eine Pflegerin betrat mein Zimmer. Es war Nacht, dunkel. Aber um mich und in mir war es hell. Ich hasste dieses blendende, gleissende Hell. Es raubte mir die Möglichkeit, mich auszuruhen.
«Ich bin so müde und kann nicht schlafen», sagte ich zu der Pflegerin und weinte erschöpft.
«Möchtest du eine Schlaftablette?»
«Die Schlaf- und Beruhigungsmittel bringen mich nur in einen unruhigeren, noch erschöpfenderen Schlaf.» Ich schloss meine Augen. «Zudem kann ich einfach meine Augen nicht still halten. Wie soll ich denn da schlafen können?»
Die Pflegerin holte aus dem Schrank ein Frotteetuch und band mir dieses um meinen Kopf, so dass meine Augen zugedeckt waren. Ich konnte nichts mehr sehen und war überaus dankbar über die Dunkelheit.
Es sollte aber nicht lange dunkel sein. Schon bald kehrten die drehenden Gedanken und damit die Helligkeit zurück. Ausserdem störte mich das um meinen Kopf gewickelte Tuch. Es kratzte und engte mich noch mehr ein.
Die Pflegerin wusch mein verschwitztes Gesicht mit einem kühlen Waschlappen. Die Nacht verging.

Die Sonnenwärme kitzelte mich in der Nase. Die morgendliche Pflege begann: Körperwäsche, schlucken von Tabletten, Infusionen anhängen, übergeben, Durchfall, Hintern putzen – eine reine Qual!
Die Ärzte, Pflegerinnen, Therapeuten, der Psychologe, die Seelsorge und die Sterbewache, alle bewegten sich leise in meinem Zimmer, redeten behutsam mit mir.

Im Fernseher wurde eine Talk-Show über «Sexuelle Probleme nach der Schwangerschaft» ausgestrahlt. Ich schaltete einen anderen

Sender ein: Krieg, Demonstrationen, Morde, Heirat, Umweltkatastrophen waren auch an diesem Tag im Gespräch.
Ich spürte in mir wiederum Urängste aufkommen, raufte mir die Haare und schwitzte. Ich konnte keine Musik, keine Filme, keine Witze – nicht einmal mehr makabrer Art, wie ich sie selber immer erzählt hatte – mehr ertragen. Kein Lachen konnte mich zum Lachen bringen und wenn, dann kam es ganz bestimmt nicht aus der gewohnten Tiefe. Ich wurde gar wütend und zugleich traurig.

Die gerade noch so behutsame, beruhigend mit einer Sterbenden redende Pflegerin verliess mein Zimmer und lachte auf dem Flur über einen Witz, den ihr ein Patient erzählte. Traurig sah ich zur offenen Zimmertür und wurde masslos eifersüchtig, neidisch auf all jene Menschen, die nicht in diesem verdammten Zimmer sterben mussten.
Die Pflegerin versorgte mich gut, einfühlsam und liebevoll, da gab es keinen Zweifel. Aber sie musste Himmel nochmal nicht sterben. Sie konnte um vier Uhr nachmittags in ihren wohlverdienten Feierabend gehen, nach Hause zu ihrer Familie, und die todkranke Patientin ruhigen Gewissens ihren Mitpflegerinnen übergeben. Ich aber konnte mich niemandem «übergeben», ich konnte mich nur übergeben: dem Schicksal oder meinen Mageninhalt in ein Becken.
Nebst der Eifersucht überkamen mich auch Schuldgefühle gerade wegen dieser Eifersucht auf meine Mitmenschen. Schliesslich hatten und haben sie ein Recht darauf, ihr Leben fortzuführen. Denn ihr Leben ging auch nach meinem Tod weiter.
Ich lebte in der Welt der Sterbenden und die Menschen um mich in der der Lebenden.

Sterben, wie man geboren?

Ich wurde im Herbst geboren. Diese Jahreszeit wurde mir im Laufe meiner Lebensjahre die liebste. Mit 31 Jahren lag ich sterbend im Bett. Es war Sommer und die Sonne schien leuchtend gelb, die Natur zeigte sich kräftig grün.
Nie hätte ich geglaubt, dass ich im Sommer sterben könnte.

Warum? – Ich weiss es nicht. Vielleicht ging ich von der Annahme aus, dass man so stirbt, wie man geboren wurde.

Geheimnisvolle Kinderfragen

«Ich will nicht, dass du sterben musst!», sagt der Nachbarsjunge mit herabhängenden Mundwinkeln und schlendert mit mir den Feldweg entlang.
«Wir müssen alle sterben, irgendwann», erkläre ich ihm und ärgere mich zugleich über meine so typischen Ausweicherklärungen von Erwachsenen gegenüber Kindern.
«Aber wenn du dann mal stirbst, werde ich ganz fest traurig sein!», bohrt der Nachbarsjunge weiter.
«Jemand, der tot ist, kann dennoch bei dir sein.» Ich suche verzweifelt nach Trost.
«Was ist eigentlich Sterben?», fragt mich der Nachbarsjunge und kickt mit seiner Fussspitze einen Stein.
«Schau, wenn wir alt sind, dann müssen wir sterben.»
«Aber du bist ja gar noch nicht alt. Meine Grossmutter ist alt», beharrt der Junge weiter auf einer Erklärung.
Ich schweige betroffen.
«Wann stirbst du?», fragt der Junge weiter.
«Das weiss niemand. Auch ich nicht. Vielleicht werde ich es dann spüren, wenn ich sterben werde. Das ist ein Geheimnis.»
«Sagst du mir dann, wenn du stirbst? Verrätst du mir dein Geheimnis?» Der Junge scheint fasziniert.
«Nun, vielleicht wirst du es spüren.» Ich bin überwältigt, weil Kinder solche philosophische Fragen stellen können.
«Muss ich auch bald sterben?» Der Junge hält an und verschränkt seine Arme.
«Eigentlich nicht. Aber es kann geschehen», antworte ich.
«Ist das mein Geheimnis?»
«Ja, dem könnte man so sagen», antworte ich erstaunt.
«Wenn du mir dein Geheimnis nicht verrätst, dann verrate ich dir meines auch nicht», hält er bestimmt fest und schaut mir trotzig in die Augen.

«Ich kann dir mein Geheimnis nicht verraten, weil ich es nicht kenne», versuche ich seinen Trotz zu besänftigen».
Der Junge grinst vorwitzig.
«Bist du kitzlig?», fragt er und schaut mich verschmitzt an.
«Oh ja und wie!», lache ich und frage mich, ob ich den Jungen mit meinen Erklärungen auf seine Fragen überfordert habe.
«Dann kann ich irgendwann, dann, wenn du es kennst, dein Geheimnis rauskitzeln!», lacht er und hüpft unbeschwert im Gras, während ich mit meinem Elektrorollstuhl neben ihm fahre und mir meine Beatmungsmaschine genügend Luft zum Leben gibt.

Das Sterben und so

Mit in den Hüften aufgestützten Händen steht die siebenjährige Lia vor mir. Keck und herausfordernd schaut sie mir in die Augen.
«Wie fühlt es sich so an, im Spital?», fragt sie.
«So la la, einigermassen, mittelmässig», antworte ich müde.
«Tja, in dem Fall.» Lia schwingt ihre langen blonden Haare, dreht sich und geht hinaus auf den Balkon. Die Ellenbogen auf die Balkonbrüstung, ihr Gesicht auf den Fäusten abgestützt, schaut sie auf den sich unten befindenden Weiher. Schnell dreht sie sich und kommt sicheren Schrittes auf mich zu.
«Du! Wenn du einmal gestorben bist, möchtest du lieber verbrannt oder mit ganzem Körper vergraben werden?»
«Ehm, das weiss ich ehrlich gestanden noch nicht. Ich habe mich noch nicht entschieden», antworte ich verblüfft und unsicher.
Wieder wendet sie sich von mir ab und geht auf den Balkon hinaus, als sei für sie die Frage beantwortet und erledigt. Ich diskutiere mit ihrer Mutter. Kurze Zeit später steht Lia wieder neben mir, streicht meinen Arm, hält ihren Kopf verlegen schräg.
«Hast du dich nun entschieden?», fragt sie weiter und fummelt an meinen Unterarmhaaren.
Ihre Mutter erklärt Lia, dass man das nicht innerhalb fünf Minuten entscheiden kann.
«Also ich möchte mal verbrannt werden. Grauenhaft, wenn einem die Würmer im tiefen Boden fressen. Oder?», hält Lia beständig fest.

Ich liege in meinem Krankenbett, geschwächt vom hohen Fieber. Ich spüre meine Beine brennen und weiss, dass mich innert weniger Stunden wiederum ein Blutvergiftungsschub heimsuchen würde. Mein Herz sticht, ich habe Angst. Bald würde die Nacht wieder kommen. Schlaflos, zitternd vor Angst und Fieber würde ich im Bett liegen. Angst, einzuschlafen und niemals wieder aufzuwachen, tot zu sein. Und ich weiss immer noch nicht, ob ich als Asche oder ganzer Körper beerdigt werden will.

Zwischen Welten

Ich werde müde, immer müder. Die Luft zum Atmen entweicht zwischen Luftröhre und Beatmungskanüle, die in meinem Luftröhrenschnitt sitzt. Ich spüre, dass mir wiederum ein Zustand der Bewegungslosigkeit, des Sich-nicht-Mitteilen-Könnens bevorsteht.
Meine Arme und Beine werden immer schwerer, bis ich sie überhaupt nicht mehr bewegen kann. Mein Rumpf fühlt sich an, als würde er in die Bettmatratze versinken. Ich versuche mit aller Energie, das Schliessen meiner Augenlider zu verhindern, damit ich nicht völlig von meiner Umwelt ausgeschlossen werde. Es gelingt mir aber nicht. Mein Herz schlägt heftig und schnell, während mich Gedanken darüber quälen, ob ich jemals wieder aus diesem lethargischen Zustand erwachen werde. Obschon ich weiss, dass ich wieder erwachen werde. Innerhalb weniger Sekunden kann ich mich nicht mehr bewegen und es ist dunkel. Ich höre, fühle und rieche alles um mich.
Ich höre hektische Schritte im Zimmer und wie jemand das Alarmkabel meiner Beatmungsmaschine herauszieht, damit der Alarm nicht mehr rausgeht. Ich versuche herauszufinden, wer mein Zimmer betreten hat.
Die Pflegerin bläst mit einer Spritze den kleinen Luftballon in meiner Trachealkanüle auf. Sie verhindert mit dieser Massnahme ein Entweichen der Beatmungsluft und damit eine für mich lebensgefährliche Konsequenz, nämlich Atemversagen mit Todesfolge. Der lähmende Zustand – genannt Kataplexie – ist nicht lebensgefährlich, würde meine Schlundmuskulatur nicht erschlaffen und damit

die Beatmungsluft ungehindert durch Mund und Nase entweichen. Die erste Massnahme ist deshalb immer das Blockieren der Trachealkanüle beziehungsweise das Aufblasen des Ballons. Erst dann bin ich sicher und mir kann selbst im kataplektischen Zustand nichts geschehen.

Ich liege wach da, während meine Körpermuskulatur «schläft». Alle lebenserhaltenden Körperfunktionen bleiben in diesem Zustand erhalten.

Die Pflegerin streicht über meinen Unterarm und hält ihn fest. Sie hebt meine Augenlider, damit ich mich mit einem von mir entwickelten Kommunikationsschema durch Augenbewegungen mitteilen kann.

«Wie geht es dir?», fragt sie mich.

«Mist, bitte frag mich Fragen, bei denen ich mit Ja oder Nein antworten kann», denke ich und versuche meine Augen «stumm» zu halten, was mir aber nicht gelingt. Augen können kaum bewusst ruhig gehalten werden.

Die Pflegende scheint meine Verzweiflung zu spüren und formuliert die Frage anders: «Geht es dir gut?»

Ich bewege meine Augen nach oben, was so viel heisst wie «Ja».

Es gibt nur «Ja» und «Nein». «Einigermassen», «ungefähr», also so genannte Zwischenfragen und -antworten, gibt es nicht und kann es nicht geben, ansonsten wäre die Kommunikation nicht möglich.

«Soll ich dir Musik abspielen?»

Ich antworte mit «Ja» und bin gespannt, welche Musikrichtung die Pflegerin wählen wird.

Um Ruhe zu bewahren, ist es eine grosse Erleichterung für mich und diejenigen, die mich pflegen und in meinem Leben begleiten, wenn sie mich und meine Angewohnheiten sehr gut kennen. Jeder Krankenhausaufenthalt mit fremdem Pflegepersonal ist deshalb nicht nur wegen meines sehr geschwächten Immunsystems gefährlich, sondern dieser an sich ungefährliche kataplektische Zustand kann zur Lebensbedrohung werden, wenn ich mich nicht mehr mitteilen kann.

Ein so komplexes Krankheitsbild mit mehreren Grund- und Folgediagnosen kann gar nicht gesamthaft erfasst werden, und die Medizin und ihre Helfer sind darauf angewiesen, dass ich selber mitdenke und mithandle. In einem kataplektischen Zustand müssen die Menschen um mich «mich übernehmen».

Ich lausche den Klängen klassischer Musik, die bis tief in meinen Körper dringen. Ich bin tief berührt, es friert mich und meine Körperhaare stellen sich auf.
Die Pflegerin spricht ruhig: «Ich werde nun den Alarm der Beatmungsmaschine wieder aktivieren und weggehen. Ich muss zu einem anderen Patienten gehen. Ist das für dich in Ordnung?»

Die Zustände begannen in früher Jugendzeit. Damals zeigten sie sich in Form einer plötzlich einsetzenden Muskelerschlaffung. Auf einen Schlag hatte ich für Sekunden bis wenige Minuten keine Kontrolle über meine Bewegungen beziehungsweise Muskeln mehr und sackte in mich zusammen, fiel unkontrolliert, kraftlos zu Boden. Oft wurde ich ausgelacht, was ich heute niemandem übel nehme, schliesslich hat es auch grotesk ausgesehen.
Auch Unverständnis führte zu Gelächter, was meinen Zustand der Bewegungslosigkeit noch verstärkte, wo ein solcher doch durch emotionale Trigger ausgelöst werden kann. Aufgrund eines Mangels eines bestimmten Zellbotenstoffes kommt es zu einer Fehlschaltung im Gehirnbereich, wodurch eine Kataplexie ausgelöst wird.
Die mit den Symptomen übereinstimmende Diagnose konnte erst viele Jahre später gestellt werden, da einige Symptome mit einer schweren chronischen Gelenksentzündung – die auch noch nicht erkannt wurde – überlappten. Die immer wieder akut auftretenden Zustände völliger Unbeweglichkeit verstärkten sich während Jahren zunehmend bis zur völligen Hilflosigkeit. Oft wurden falsche Urteile gefällt wie zum Beispiel, dass ich psychisch krank sei.

Angst, nicht verstanden und damit gequält zu werden, bekam ich erst nach einem Aufenthalt auf einer Intensivstation. Obschon der Arzt das Pflegepersonal aufklärte, dass ich in einem kataplekti-

schen Zustand alles hören, fühlen und riechen könne, versuchte man mich mit Gewalt zu wecken: Die Pflegerin kniff mich sehr stark in die Innenseite meines Oberarmes und drehte das sich in ihren Fingern befindende Fleisch, so dass ich am anderen Tag blaue Flecken hatte. Sie versuchte, mich zu wecken, indem sie zusätzlich meinen Namen rief.
Sie wandte eine Aufwecktechnik an, die man bei aufwachenden Koma- oder Narkosepatienten verwendet. Ich konnte nichts anderes als aushalten und tief in meiner Seele schreien und weinen.

Ich brauchte viele Monate, um zu verarbeiten und genügend Vertrauen zu finden, dass ich einen solchen Zustand alleine verbringen und die Pflegerin das Zimmer ohne schlechtes Gewissen verlassen kann.
Dauert eine Kataplexie länger an, befallen mich jedoch Ängste, nie mehr zu «erwachen», mich nie mehr auf gewohntem «normalem» Weg mitteilen zu können. Und das, obschon ich viele Dinge schon verbereitet habe: eine CDthek, ein ausgeklügeltes Kommunikationsschema, verschiedenste Informationsblätter bis hin zur differenzierten Patientenverfügung.

Oft frage ich mich oder meine Ärzte, ob es sich bei diesem Zustand um eine Station zwischen Leben und Tod handelt.
Für mich habe ich eine Antwort in all den Stunden der Unbeweglichkeit und Mitteilungsunfähigkeit gefunden: zwischen Welten.

Sterbewache

Die Leitung der Pflegestation des Krankenhauses fragt mich an, ob es für mich in Ordnung sei, wenn man eine Sterbewache beiziehen würde. Ich bin damit einverstanden, ohne jedoch zu wissen, was und wer auf mich zukommen wird.

Seit Wochen liege ich nun sterbend im Bett. Schweissgebadet, unruhig, den Schlaf nicht findend aus Angst, nie mehr aufzuwachen.
«Mein Name ist Marlies Stocker», stellt sich die erste Sterbewache

für die Zeit meines Sterbens vor. «Aber sagen Sie einfach Marlies zu mir», fährt sie fort.
Ich schlucke schwer. Mir wird wieder übel und ich muss mich vor einer mir wildfremden Person übergeben. Wie peinlich mir das ist!
«Nun, dann bin ich Sonja», sage ich und halte ihr meine Hand hin.
Ich mag es nicht, wenn mich Menschen gleich nach dem Kennenlernen mit du ansprechen.
Marlies setzt sich auf einen Stuhl neben mein Bett. Sie hat graumeliertes Haar und muss etwa vierzig Jahre alt sein. Ihr Gesicht kann ich nicht gut erkennen, da sie eine Mundmaske trägt. Seit einigen Tagen muss ich in einem isolierten Zimmer sein.
«Ich habe die Ausbildung zur Sterbebegleiterin absolviert», erklärt sie.
Ich bin beeindruckt. Schliesslich wollte ich diese Ausbildung vor Jahren auch mal machen. Es kam nie dazu.
Nun stehe ich vor meiner schwierigsten Ausbildung: der Ausbildung zum eigenen Sterben. Der Abschluss würde dann mit dem Tod als Diplom belohnt.
Ich schweige, denn ich bin überaus müde, und, obschon ich nicht schlafen kann, möchte ich mich auf keine Diskussionen einlassen. Und ich tue es trotzdem. Ich könnte mich schlagen!
«Sind Sie nicht die Autorin, die das tolle Buch über Leben und Sterben geschrieben hat?», fragt Marlies interessiert.
«Ja, ja», antworte ich kurz und so spitz, dass ich hoffe, Marlies würde das Thema beenden.
Aber sie tut es nicht und fragt mich, wie ich das Buch geschrieben habe, warum ich auf die Idee gekommen sei, wie es sich vermarkten lasse und ob ich es nicht jetzt in dieser Situation lesen wolle.
«Ich könnte das Buch auf den Mond schmeissen. Nicht, weil ich es nicht gut finde. Es hat ja vielen Menschen geholfen. Vor allem aber hat es so genannt ‹Gesunden› geholfen», erkläre ich.
«Das Sterben, das ich dort beschrieben habe, kann niemals so easy sein. Ich meine, ich habe es im Buch schon nicht als lockere Sache betrachtet. Aber: Ich lebte damals lediglich mit der Prognose, dass ich an dieser Krankheit sterben werde. Im Sterben lag ich aber nicht. Heute bin ich sterbend. Das ist ein markanter Unterschied.»

«Sie konnten aber sehr vielen Menschen die Angst vor dem Sterben nehmen!», bewundert Marlies.
«Ja, das stimmt. Aber wie bereits gesagt, konnte ich vor allem ‹gesunden› Menschen helfen. ‹Gesunde› sind unbefleckt, was das Sterben betrifft.»
Marlies fragt mich, wie ich «es» haben wolle, das Begleiten während meiner Sterbephase. Sie könne neben meinem Bett warten, über meinen Schlaf wachen.
Ich weiss nicht, was ich will, was ich soll, was ich muss. Sie knipst meine Tischlampe an und nimmt eine Zeitschrift aus ihrer Tasche.
«Stört es dich, wenn ich derweil etwas lese?», fragt sie mich.
«Nein, mach nur.» Ich starre an die Decke.
Und jetzt? Wie soll ich sterben? Meine Arme auf meiner Brust verschränkt? Auf der Seite liegend?
Ich schliesse meine Augen.
«Nun kannst du kommen, Tod!», denke ich.
Doch er will einfach nicht kommen. Ich höre Marlies Seite um Seite der Zeitschrift umblättern. Das Blättern wird von Seite zu Seite immer lauter. Mir wird wieder übel.
«So kann ich nicht schlafen», sage ich.
«Soll ich draussen vor deiner Tür warten?», bietet sie mir an. «Du kannst mich rufen lassen.»
Endlich kann ich alleine sein. Ich habe zwar Angst, alleine zu sterben. Aber lieber bin ich allein, als jemanden an meinem Bett zu wissen, die ich nicht kenne, die meine Vorlieben nicht kennt. Und die mir zuschaut, wie ich schlafe und gegebenenfalls sterbe.

In der zweiten Nacht erzählt mir Marlies von ihren Schicksalsschlägen, um vier Uhr morgens. Ich schicke sie wieder hinaus, auf den Flur.
Am dritten Tag lehne ich die Sterbewache ab.
Ich wolle lieber alleine sterben, erkläre ich der Pflegestationsleiterin.
Diese nickt. Ich weiss nicht, ob sie mich versteht.

Phase des Sterbens

Als ich erfuhr, dass ich innert kurzer Zeit sterben würde, musste ich lachen.

Als ich feststellte, dass mir die Medizin nicht mehr helfen konnte, musste ich kämpfen.

Als ich spürte, wie mein Körper rapide zerfiel, musste ich mich ergeben.

Als ich hörte, wie das Leben ohne mich weitergehen würde, war ich wütend.

Als ich fühlte, dass das Abschiednehmen nahte, musste ich weinen.

Abschied

Wissen, wann die Zeit reif ist

2004, ein Jahr nach meinem Umzug in eine eigene Wohnung, die wegen meiner Behinderung bis ins kleinste Detail und für jedes Bedürfnis umgebaut wurde, feierte ich mit meiner Familie, Freunden und Ärzten.

Ich war sehr stolz und von Freude erfüllt, es geschafft zu haben, dank der Anwesenheit eines Pflegeteams rund um die Uhr selbstbestimmt in einer eigenen Wohnung leben zu können.

Den Tag der Feier genoss ich in vollen Zügen. Aus allen Richtungen der Schweiz reisten meine Freundinnen und Freunde zu mir. Ich wusste, dass ich tags darauf ins Krankenhaus eintreten musste, um mich einer kleinen, aber wichtigen Operation zu unterziehen. Ich sprach mich deshalb am Tag meiner Feier noch kurz mit meinem behandelnden Arzt ab, der ebenfalls zu meinen Gästen gehörte.

«Ich habe plötzlich ein ganz eigenartiges Gefühl», sagte ich nachdenklich.

«Ja, das kann ich sehr gut verstehen. Es ist zwar ein kleiner Eingriff, jedoch bereits der zweite innert kurzer Zeit. Zudem müssen Sie sich wieder für ein paar Tage in Spitalpflege begeben. Wir wissen ja, dass dies für Sie nicht ganz ohne Schwierigkeiten ablaufen wird», antwortete mein Arzt.

«Nein, nein, es geht mir nicht um das. Ich wähne viel Schlimmeres», hielt ich bestimmt fest.

«Das kommt schon gut», versuchte er mich zu beruhigen, was ihm keinesfalls gelang.

Denn mein ungutes Gefühl umklammerte mich.

«Ich spüre, dass ich nie mehr nach Hause kommen werde», erklärte ich und schaute beschämt zu Boden.

Ich empfand eine tiefe Traurigkeit, die ich im Gegensatz zu Traummomenten ganz klar definieren und differenzieren konnte. Erst gerade noch heiter und glücklich, wurde ich von einer tiefen Gewissheit eingeholt.

«Warum?», fragte mich mein Arzt und hielt das Weinglas in der Hand, mit dem er mit mir kurz vor dem Gespräch auf mein Wohlergehen angestossen hatte.

«Ich weiss es: In diese Wohnung kehre ich nie mehr zurück, wenn ich morgen bei Ihnen ins Krankenhaus eintrete. Deshalb habe ich mir ernsthaft überlegt, ob ich nicht besser zu Hause bleiben sollte», erklärte ich und hoffte auf Verständnis.

Mein Arzt verstand mich zu gut.

Schon manche Krankenhausaufenthalte waren problematisch, weil es mir schwer fiel, mich dem System unterzuordnen. Die Folgen waren weder für mich, meine Familie noch für meinen Arzt einfach. Wenn ich in ein Krankenhaus eintrete, muss ich den grössten Teil meiner Selbstbestimmung und Selbstverantwortung übergeben. Einerseits bringt dieses vom System erwünschte Verhalten Vorteile für die Patientin, da sie sich besser erholen kann. Anderseits muss eine Patientin mit komplexer Krankheit mitdenken, um verheerende Folgen wie falsche Medikation zu verhindern. Oft musste ich schweigen, um massive Konflikte zu vermeiden, und zugleich wegschauen, um mich nicht über eine falsche Handhabung ängstigen zu müssen.

«Und ...», ich wagte kaum auszusprechen, was ich dachte.

«Ja?», fuhr mein Arzt fragend dazwischen.

«Nichts.»

Ich hatte nicht den Mut, nicht einmal demjenigen Menschen, dem ich so viel anvertraue, zu sagen, dass ich überzeugt war, sterben zu müssen.

Ich sollte nie mehr in meine Wohnung, in das Dorf meiner Kindheit zurückkehren. Ich lag wenige Tage später wegen mehreren schweren Blutvergiftungen im Sterben.

Nun gibt es jene, die sofort den Schluss ziehen, dass ich ja mit negativen Gefühlen ins Krankenhaus gegangen sei und dadurch das von mir «Prophezeite» eingetreten sei. Andere erklären es sich so, dass meine Pflegesituation zu Hause schon vor dem Krankenhauseintritt zu scheitern gedroht habe. Beide Ansichten lehne ich

nicht einfach ab, sie haben etwas Wahres. Aber wie konnte ich an eine nicht mehr mögliche Heimkehr, mehr noch: an Sterben denken und dann auch noch davon dermassen überzeugt sein, dass dies für mich Wirklichkeit wurde?
Ich kehrte nach der Feier nie mehr in meine Wohnung zurück.

Nach einer Phase, in der sich meine Krankheit verschlechterte, musste ich auf der Intensivstation mit einer «grossen» Maschine beatmet werden. Ich lag vor mich hin, konnte und hatte nichts. Ich konnte nicht mehr sprechen, ich konnte mich kaum noch bewegen, ich versank immer wieder in einen Dämmerschlaf. Nur meine Gedanken, die waren immer da. Ich fühlte mich behandelt als Klumpen Fleisch, der beatmet wird, dem der Hintern geputzt wird.
Die Einlage, die ich benötigte, wurde einfach irgendwie und so, dass es gerade noch so ging, angezogen, die Unterhosen darübergezogen. Mir war bewusst, dass in einer akuten Situation elementare Werte zählten und nicht, ob die Einlage gut in den Unterhosen lag oder nicht, oder ob das Bett neu angezogen werden musste, weil eben die Einlage nicht richtig in den Unterhosen lag. Immer wieder tauchten in mir aber Bedenken auf, wie meine Einlage zukünftig in meine Unterhosen gelegt würde. In diesen Stunden fragte ich mich, ob ich nun sterben oder leben wollte.
Sterben, nur wegen einer zerknitterten Einlage in halb hinaufgezogenen Unterhosen?
Meine Unsicherheit beunruhigte mich.
War nun der besagte Zeitpunkt da? Sollte ich jetzt alles in die Wege leiten, um zu sterben?
Ich musste herausfinden, ob für mich die Zeit gekommen war. Wäre es nur wegen dieser Einlage, würde ich sicher nicht sterben wollen. Wenn es eben nur die Einlage wäre.
Aber die Unsicherheit, sie spricht immer fürs Leben!

Abschied im Traum
Mit siebzehn Jahren, lange bevor ich ernsthaft krank wurde und wusste, dass ich an einer Krankheit leide, die einen tödlichen Namen

trägt – ja an mehreren schweren Krankheiten –, hatte ich einen Traum, der meine Einstellung zu Leben und Tod vollends verändern sollte.

Es war ein Mittwoch, als eine meiner Teenagerwelten zusammenbrach. Ich befand mich beruflich in einer Krise, weil ich meine erste Ausbildungsstelle aufgeben musste. Es fiel mir damals schwer, mich für eine Berufslaufbahn festzulegen, so, wie es unsere Gesellschaft forderte. Zu viele Aufgaben dieser Welt faszinierten mich, um mich orientieren zu können. Schon lange wollte ich mir Rat holen bei meinem ehemaligen Lehrer, der mir ein Vorbild war. Obschon mir meine berufliche Zukunft wichtig war und ich mir von ihm Hilfe erhoffte, schob ich den geplanten Besuch lustlos vor mich hin.

An diesem Mittwochmorgen schrillte mein Wecker um sieben Uhr. Ich stellte ihn ab und versank nochmals in einen kurzen, aber intensiven Tiefschlaf.

Ich träumte von meinem Lehrer, wie er mit verschränkten Armen, grinsend und kopfschüttelnd, da stand und zu mir sagte: «Balmerli, du musst nicht traurig sein. Sei nicht traurig, ich bin ja da!»

Ich war traurig und weinte im Traum. Spektakulär war der Traum nicht, zugegeben. Ich konnte mir aber nicht erklären, weshalb ich unmittelbar nach dem Erwachen ein komisches Gefühl hatte. Ich war launisch, schrie meine Mutter gehässig an und war abgrundtief traurig. Lustlos gestaltete ich an diesem Morgen aus Ton eine Katze, was mir nicht recht gelingen wollte. Meine Daumen bohrten sich tief in die Tonmasse. Schliesslich schmiss ich mein Kunstwerk an die Wand und war noch wütender, weil ich die Wand anschliessend putzen musste. Ich kannte mich selbst nicht mehr. Es war einer der Tage, an denen man sich fragt, warum er so sei.

Gegen Mittag kam meine Schwester von der Schule verfrüht nach Hause und schluchzte.

«Sonja, es tut mir so leid! Es tut mir so leid!», wiederholte sie sich immer und immer wieder.

Ich wurde ungeduldig und noch wütender, schrie sie unsicher an, versuchte sie dann wiederum etwas zu beruhigen. Meine Gedanken kreisten um meinen ehemaligen Lehrer, mir war seltsam zumute, weil ich Schlimmes ahnte.

«Dein ehemaliger Lehrer ist heute morgen früh mit seinem Velo tödlich verunglückt!»
Mir wurde übel, meine Beine weich wie Gummi.
Später erfuhr ich, dass sich der tödliche Unfall ungefähr zur selben Zeit wie mein Traum ereignet hatte. Nicht der Tod meines ehemaligen Lehrers beunruhigte mich so sehr. Verwirrend empfand ich, dass er zum Zeitpunkt seines Todes auf eine ungewohnte Art mit mir «sprach».

Ich wünschte mir damals, nie mehr solche Träume zu erleben.

Ein Licht in den Augen
Ich kannte Alex noch nicht lange. Ich fühlte dennoch eine tiefe Verbundenheit zu diesem jungen Mann, dessen Lebenswillen mich stets beeindruckte. Nicht nur wegen unserer gemeinsamen Krankheit oder unseren erschreckend ähnlichen Behinderungen und der daraus entwickelten Lebensphilosophie. Obschon er nicht mehr sprechen und essen konnte, vollständig gelähmt war, hatte ich das Gefühl, dass ich seine Gedanken und sein Mitteilungsbedürfnis fühlen konnte. Man konnte es in seinen Augen sehen, als ob man bis tief in seine Gedanken lesen konnte. Es waren seine Augen, die mir verrieten, dass er nicht mehr lange zu leben hatte, oder es auch nicht mehr wollte. Seine Augen zeigten mir ein Licht, ein mir bisher unbekanntes Licht. Ein Licht zum Jenseits, das mir verriet, dass Alex Gewissheit über Leben und Tod, über die Geschichte des Universums, zu dem auch unser Planet Erde gehört, besass.
Kurz vor seinem Sterben teilte er mir über eine ABC-Tafel Worte mit, die ich immer in meinem Herzen tragen werde, die mich trotz aller Widrigkeiten, die nebst schönen Seiten im Leben auch da sind, weiterleben lassen: «Sonja, ich gebe dir all meine Kraft!»
Es dauerte fünfzehn Minuten, bis er mir diesen letzten Satz mitteilen konnte.

Alex gab seine Kraft an mich weiter und damit verbunden eine Lebensaufgabe, die mir erst im Laufe der Zeit bewusst wurde: Grä-

ben zwischen «kranken» und «gesunden» Menschen mit Erde aufzuschütten.
Am Tage seiner Beerdigung wurde mir eine PEG-Sonde implantiert, um meine Lebensqualität und damit auch in gewissem Sinne Lebensquantität zu erhöhen.
Im Aufwachsaal des Krankenhauses sah ich in den Himmel und bat, während mir die Tränen runterliefen, meine verstorbene Grossmutter:
«Pass auf Alex auf!»

Ich weiss nicht, ob meine Grossmutter das kann, ob es einen Ort der Begegnung gibt, ob es ein Jenseits gibt. Diese Gewissheit haben Alex, meine Grossmutter und alle anderen, die unser irdisches Dasein verlassen haben, worum ich sie hin und wieder beneide.

Die Aura

Drei Wochen vor Weihnachten lag ich auf der Intensivstation und rang immer und immer wieder um Atem. Ich hatte schon öfters solche Phasen durchgemacht, und ich hatte deshalb auch nicht sonderliche Befürchtungen, es könnte mein letzter Kampf ums Überleben sein. Ich erholte mich auch wieder schnell, so dass ich bereits an einen Spitalaustritt denken durfte.

Ein paar Tage vor meiner geplanten Heimkehr verspürte ich ein ausgeprägtes Bedürfnis, meine Freunde Peter und Beatrice zu sehen. Ich konnte mir nicht erklären, woher das innige Bedürfnis und der eigenartige seelische Sehnsuchtsschmerz kamen. Ich hatte das ältere Ehepaar schon länger nicht mehr gesehen und auch nichts von ihnen gehört. Dennoch verband uns eine tiefe, innige Freundschaft. Ich schloss die Spitalzimmertür hinter mir, um in Ruhe mit ihnen telefonieren zu können. Peter freute sich sehr, wieder einmal von mir zu hören.
«Peter, ich muss euch noch sehen, bevor ...», bat ich Peter und war zutiefst erstaunt über meine eigenen Worte.
«Ach, ich weiss auch nicht. Ich würde mich sehr freuen, wenn ich

euch treffen könnte!», versuchte ich meinen ersten Satz abzudämpfen.
Auch Peter zeigte sich erstaunt über meine Worte und fragte: «Wieso, geht es dir denn so schlecht, dass wir Angst um dich haben müssen?»
Ich verneinte bestimmt.
«Ich weiss auch nicht wieso, aber manchmal gibt es so ein Gefühl im Bauch, eine Intuition, die einem zu einer Handlung, über die man sich selbst noch nicht im Klaren ist, motiviert. Ein Gefühl, als müsste man jemanden noch anrufen, treffen und mit ihm reden.»
Peter versprach mir, mich mit seiner Frau Beatrice im Krankenhaus zu besuchen. Sie kamen auch zwei Tage später, und wir verbrachten einige wunderbare und intensive Stunden, wie immer, wenn wir uns sahen. Die beiden erfreuten sich bester Gesundheit und geistiger Vitalität. Wir erinnerten uns an unsere gemeinsamen Ferientage in der Toscana, an die Ausflüge an das geliebte weite Meer. Wir lachten und hatten es gut zusammen.
Beatrice und Peter begleiteten mich anschliessend wieder in mein Spitalzimmer. Ich werde diesen Augenblick nie mehr vergessen. Den Augenblick, als sich Beatrice und Peter nach dem Abschiedskuss umdrehten und zur Tür schritten. Mein Blick fixierte Peters Rücken, Hinterkopf, Beine und Gangart. Ich musste schmunzeln, weil alles so ganz typisch Peter war. Und dann ganz plötzlich befiel mich abgrundtiefe Traurigkeit und Gewissheit im Herzen, dass ich Peter nie mehr sehen würde. Es tat mir im Herzen weh und wiederum überwältigte mich eine starke Sehnsucht und Traurigkeit, die ich mir damals im Augenblick des Abschieds nicht erklären konnte. Manchmal wird man von solchen Gefühlen auch irregeführt. Doch jener Augenblick, das wusste ich, war ein endgültiger Abschied. Ich fühlte eine Endlichkeit und wusste nicht, wie ich sie werten sollte.
Als meine Freunde die Tür hinter sich schlossen, konnte ich meine Tränen nicht mehr zurückhalten. Traurigkeit, Gewissheit und Melancholie begleiteten mich anschliessend einige Tage, ehe ich den Besuch sogar vergass. Möglicherweise habe ich ihn auch verdrängt, weil ich nicht wusste, weshalb ich Gewissheit hatte, Peter nie mehr

zu sehen. Ich wusste nicht, wie ich mit diesem Gefühl umgehen sollte.

Zwei Tage vor Weihnachten wurde ich nach mehrwöchigem Krankenhausaufenthalt nach Hause entlassen. Das erste Mal in meinem Leben konnte ich mich nicht über die Feiertage freuen. Ich wusste meinen Missmut nicht zu deuten.

Ich konnte nicht ahnen, dass mich nur kurze Zeit nach dem Besuch meiner Freunde jene Gewissheit und Sehnsucht wieder einholen würde: Peter starb gerade nur fünf Wochen nach dem Besuch bei mir völlig überraschend. Während Tagen musste ich immer und immer wieder Peters Namen auf der Todesanzeige lesen, um zu verstehen, dass es wirklich mein Freund Peter war, dessen Tod mir mitgeteilt wurde.

Zimmer 356

Eine Pflegerin brachte meine Koffer auf einem Fahrgestell auf den Flur. Ich schaute mich nochmals in «meinem» Zimmer um. Drei Monate hatte ich in Zimmer 356 des Spitals verbracht. Momente der Trauer mit Tränen, des Lachens und der Freude verlebt. Mit Pflegerinnen geweint, weil sich die Krankheit verschlechterte, und mit ihnen gelacht über Missgeschicke, über die nur Eingeweihte lachen können. Ich fuhr mit meinem Elektrorollstuhl auf den Flur und wartete neben dem Aufenthaltssaal auf mein Taxi. Die Stimmung auf der Station war bedrückt und zugleich munter. Abschiednehmen und Freude über die Heimkehr waren nicht einfach unter einen Hut zu bringen. Ich befand mich in einem absoluten Gefühlschaos.

Dem älteren, gut gekleideten Herrn, der im Aufenthaltssaal sass, schenkte ich zuerst keine Beachtung. Bis seine dunklen grossen Augen die meinen fixierten. Er sass einfach da, sprachlos, und schaute mich an, während eine Frau ihm den Mund abwischte. Verlegen tat ich so, als wäre ich beschäftigt, grübelte und wühlte in meinen Austrittsformularen. Nach ein paar Minuten schaute ich wieder auf und blickte scheu in den Aufenthaltssaal.

Der Mann sah mich immer noch an, ich suchte seine Augen und da, da war es wieder: das Licht, das Leuchten in den Augen. Mein Herz begann heftig zu schlagen, Unbehagen überfiel mich. Meine Augen konnten sich von den seinen nicht lösen. Ich war wie gefesselt. Ich spürte eine tiefe Verbundenheit zu dem Mann, die ich mir nicht erklären konnte. Und dann, ganz plötzlich, konnte ich «sein Leiden» erahnen, nein, ich wusste ganz tief in meiner Seele, dass unsere Verbundenheit einen Grund hatte. Jene Gewissheit, die sich gerade nur ein paar Minuten später bestätigen würde.

Die Frau kam auf mich zu, begrüsste mich, nannte mich beim Namen. Nun, erstaunt war ich nicht über die Tatsache, dass eine mir fremde Person mich mit meinem Namen anspricht. Seit einiger Zeit kennt man mein Gesicht durch meine Präsenz in der Öffentlichkeit, durch meine Tätigkeiten. Die Frau stellte sich vor und erklärte mir, dass ihr Lebenspartner an derselben Krankheit leide wie ich. Das war es, was ich erahnte.

Der Mann stand auf, lief mit kleinen unsicheren Schritten an mir vorbei in «mein» Zimmer 356. Fassungslos sass ich da, mit all meinen Hightechgeräten, in meinem multifunktionellen Elektrorollstuhl, mit meinem Beatmungsgerät durch einen Luftröhrenschnitt beatmet, am Leben erhalten. Im Kontrast zu dem, was ich gesehen hatte: ein Licht in den Augen eines vom Tod bedrohten Mannes. Das Licht, das mir das Sterben dieses Mannes widerspiegelte.

Ich klopfte und öffnete vorsichtig die Tür «meines» Zimmers 356. Der Mann sass aufrecht in «meinem» Bett und seine Augen schienen wiederum durch mich hindurch zu sehen. Eine junge Frau sass auf dem Bettrand. Ich nahm an, sie sei seine Tochter. Sie sagte nichts, sah mich nur ängstlich an. Die Lebensgefährtin des Mannes hatte Tränen in den Augen. «Mein» Zimmer 356 war voller Emotionen.

«Ich wünsche Ihnen viel Kraft. Ich wünsche Ihnen alles Liebe und Gute in dem Zimmer, in dem ich geweint und gelacht habe. Es ist nun Ihr Zimmer und ich hoffe, dass Sie sich auch so geborgen fühlen, wie ich mich in den drei Monaten gefühlt habe.»

Die junge Frau brach weinend zusammen und schlang ihre Arme um den Hals des Mannes. Ich wollte das nicht, nein. Die andere Frau und ich sahen uns an.
Hatte ich etwas Falsches gesagt?
Der Mann sah mich immer noch schweigend, eindringlich an. Die Angst, die ich erst in seinen Augen zu erkennen meinte, schien nun weg zu sein. Ich musste mich beherrschen. Ich musste «mein» Zimmer 356 schnellstens verlassen. Die Stimmung, die Gefühle erdrückten mich beinahe. Auf meinem Herzen spürte ich einen Druck, als würde ich mich in einer Pressluftmaschine befinden.
Auf der Heimreise sprach ich kein Wort. Ich konnte einfach nicht. Ich wusste nicht, ob ich mich auf meine Heimkehr freuen sollte oder nicht. Meine Eindrücke blitzten mir wirr durch meinen Kopf.

Die ersten Tage zu Hause in meiner neuen Hightech-Wohnung verbrachte ich in Trance. Ich konnte und wollte meine Gedanken nicht ordnen. Was bedeuteten schon all meine Hightechhilfsmittel im Gegensatz zu meinen Eindrücken! Das Licht, die dunklen Augen, der eindringliche Blick des Mannes hafteten wie ein Bild vor meinen Augen.
Zwei Tage später, ich lag gemütlich auf meinem Sofa und las die Ortzeitung. Todesanzeigen interessierten mich eigentlich nicht sonderlich und ich übersah sie. Doch an diesem Tag stach mir der Name des Mannes, der «mein» Zimmer 356 übernommen hatte, in die Augen. Er starb wenige Stunden, nachdem wir uns kennen gelernt hatten, an derselben Krankheit, die mich seit einigen Jahren begleitet, in «seinem» Zimmer 356.

Monate später, als ich dieses Erlebnis niederschrieb, rief mich ein Nahverwandter des verstorbenen Mannes des «Zimmer 356» an und erklärte, er habe soeben an mich gedacht.
Inzwischen ist auch er verstorben und wiederum hatte ich es gefühlt, es gesehen: das Licht.

Leben

Evolutionäre Medizin
Ohne Medizin:
der Tod bedroht das Leben,
das Leben ist bedroht.

Mit Medizin:
das Leben bedroht den Tod,
der Tod ist bedroht.

Umarmung aus dem Jenseits
Ich hatte als Kind eine sehr innige Beziehung zu meiner Grossmutter. Als sie starb, rang ich im Krankenhaus um Atem, meine Krankheit bedrohte mein junges Leben als Frau. Es war in jener Zeit, als für mich die Auseinandersetzung mit der Philosophie begann.

Wie gerne hätte ich Grossmutter während ihrem Sterben begleitet; schliesslich hatte ich es ihr einmal versprochen. Doch meine Krankheit liess das nicht zu und ich fühlte mich deswegen schlecht. Es war ein Sommertag, als meine Grosmutter starb. Es war jene Zeit, in der ich um Genesung kämpfte. Am liebsten hätte ich alles hingeschmissen, um den Tag mit Gedanken an Grossmutter zu verbringen. Im Wissen, dass sie das nicht gewollt hätte, besann ich mich eines anderen und liess meiner schöpferischen Schaffenskraft freien Lauf. Ich machte das, was mich als Künstlerin ausmacht: Ich malte und schrieb.

Seit sie gestorben ist, ist so viel geschehen. Ob sie es gesehen hat? Meine Krankheit, die auch sie manchmal schwermütig machte, hatte sich gestellt. Man wusste und wusste doch nicht; gerade so wie Grossmutter da war und doch nicht.

Heute kann ich meine Grossmutter spüren, wenn ich an sie denke.

Ein Lächeln bewegt meine Lippen, wenn ich mich an sie erinnere. Wehmut und Fernweh überwältigen mich, weil ich sie vermisse.

«Sorge dich, liebe Grossmutter, nicht um mich! Ich habe Menschen um mich, die mir liebe und wahre Freunde sind. Ich habe dir oft von meinem Traum erzählt. Mein Traum, er wurde Wirklichkeit ...», flüstere ich oft vor mich hin.

Eine erneute Begegnung mit meiner verstorbenen Grossmutter während einer schweren gesundheitlichen Krise zeigte mir, dass weder sie noch ich uns bisher gegenseitig loslassen konnten. Bisher konnten wir ja auch nie richtig Abschied nehmen voneinander. Erst zwei Jahre später sollten wir beide dazu Gelegenheit haben.

Ich schlug die Augen auf und stellte erleichtert fest, dass ich noch lebte, dass ich die operativ durchgeführte Tracheotomie (Luftröhrenschnitt) überlebt hatte. Ich hatte zuvor ein paar Tage Zeit, Vor- und Nachteile eines für mich überlebensnotwendigen Eingriffes abzuwägen.
Ich stand an einer Kreuzung meines Weges und wurde darüber aufgeklärt, dass es nur zwei Möglichkeiten gebe: sterben oder leben. Ich stand in einem massiven Zwiespalt.

Immer wieder holte mich das innige Bedürfnis ein, meine verstorbene Grossmutter endlich in meine Arme schliessen zu können. Ich spürte, dass auch sie mich umarmen wollte und mich immer und immer wieder in den Nächten, in denen ich mich zwischen Bewusstsein und Bewusstlosigkeit befand, zu sich rief. Ich war überzeugt, dass ich meine Grossmutter nur physiologisch umarmen konnte, wenn ich sterben würde. Woher diese Gewissheit kam, weiss ich nicht. Anderseits wollte ich überleben. Zahlreiche Menschen und Aufgaben sowie auch ich selber erwarteten von mir, dass ich lebe. Und weshalb sterben, wenn man sich nicht leidend fühlt, wenn man sich mit Mensch und Natur im Einklang befindet?

In tiefer Demut erklärte ich in Gedanken auf der Intensivstation liegend meiner verstorbenen Grossmutter, dass ich noch weiterleben möchte. Ich entschuldigte mich mit Tränen dafür, dass ich sie nicht umarmen könne, und fühlte einen bisher noch nie erlebten tiefen Schmerz in meiner Seele.

Obschon meine Krankheit meistens ihren Tribut fordert und die Patienten sterben, hatte ich mich fürs Leben entschieden. Obschon mir die meisten Ärzte kurz nach der Diagnose erklärten, dass ich irgendwann von Kopf bis Fuss gelähmt sein werde, dass ich irgendwann nicht mehr sprechen könne und dies bei lebendigem Geiste, dass ich ohne Beatmungsgerät und Ernährungssonde an der Krankheit sterben werde, dass sich dadurch Resignation ausbreitet, wollte und konnte ich mich dem Tod noch nicht hingeben.

In Gedanken umarmte ich herzlich meine verstorbene Grossmutter. Ich kann sie in Gedanken, in meiner tiefen Seele umarmen, ohne sie dabei physiologisch spüren zu müssen. Ich spüre sie auch so.
Ich weiss nun mit der tiefen Sehnsucht umzugehen. Es war noch nicht Zeit, um zu sterben. Irgendwann wird sie da sein, ich werde durch die Umarmung bereit dazu sein.
Jetzt aber lebe ich noch!

Tanzende Schmetterlinge im Licht

Meine Grossmutter malte Schmetterlinge in sämtlichen Variationen. Sie liebte die zarten Geschöpfe über alles. Heute schmückt ihr Grab ein in Stein gemeisselter Schmetterling.
Seit ihrem Tod werden ich und meine Familie immer wieder in verschiedensten Lebensphasen von Schmetterlingen begleitet. Es mag Zufall oder etwas anderes sein.

Um sieben Uhr an einem warmen, sonnig schimmernden Sommerabend wurde ich auf die Intensivstation verlegt. Einmal mehr streikte meine Atmung. Ich schloss die Augen und sah einen Schmetterling auf meinem Finger, gerade so, als wollte meine Grossmutter mir ein Zeichen geben.

Zwei Tage später war ich endlich wieder bei Kräften und konnte meine Eltern über den Zwischenfall orientieren. Mutter schien zurückhaltend, sprach nur zögerlich mit mir.
Ich erzählte ihr, dass es mir die letzten zwei Tage nicht besonders gut ergangen sei.
Ich hörte sie leer schlucken.
«Ich habe etwas Eigenartiges gesehen», sagte sie bedrückt.
«Hat es etwas mit Grossmutter zu tun?»
Mutter war überrascht. «Warum weisst du das?»
«Nun, ich hatte ein eigenartiges Erlebnis, das indirekt mit Grossmutter zu tun hat», erklärte ich. «Ich sah einen Schmetterling auf meinem Finger, während man mich auf die Intensivstation verlegte. Es ging mir nicht besonders gut.»
Meine Mutter schwieg und schniefte.
«Wenn das, was ich gesehen habe, nicht eine Bekannte bestätigen könnte, würde ich selbst nicht daran glauben», sagte Mutter geheimnisvoll.
Sie habe es gespürt, nein gewusst, dass es mir nicht gut ging.
«Ich habe mindestens dreissig Schmetterlinge gesehen. Sie landeten als Schwarm draussen auf unserem Sitzplatz. Ich habe so etwas noch nie gesehen. Es fällt mir schwer, es schon nur zu glauben, dass sich Schmetterlinge überhaupt als ganzer Schwarm zeigen», erzählte sie berührt.
Die Schmetterlinge «suchten» am selben Tag, als ich auf die Intensivstation verlegt wurde, gegen sieben Uhr abends meine Eltern auf.
Ob es wohl unsere verstorbene Grossmutter war? Wir werden es nie wissen. Was wir aber wissen dürfen: Verstorbene Menschen sind immer mit uns, sei es in unseren Gedanken, Träumen, Erinnerungen oder als Zufälle.

Der weise Todesschwan
Er ist schwarz und hat einen roten Schnabel. Wunderschön ist er. Sein glänzendes Gefieder widerspiegelt sich im See. Bedächtig ruhig schwimmt er unter herabhängenden Ästen von Trauerweiden hin-

durch. Er schaut mich nicht an, aber ich spüre, dass er meine Anwesenheit beobachtet. Er ist es, der Schwan von Tuonela – der Schwan aus dem Totenreich, der trauernde Schwan. Ich schliesse die Augen und höre in meinen Gedanken die Melodie «The Swan of Tuonela» von Jean Sibelius. Die Melodie geht mir tief ins Herz und erfüllt meine Seele.

Wenn ich im Spätherbst die Vögel sich sammeln und in ein fremdes Land ziehen sehe, schleicht sich die tiefe Sehnsucht in mein Herz, mit ihnen ziehen zu können. Ich schaue in den Himmel, beobachte die Leichtigkeit und Zartheit, mit denen sich die Vögel vom Winde treiben lassen. Ich wähne mich im Zwiegespräch mit ihnen. Mich erfüllt eine grosse Freude und zugleich Traurigkeit.
Und immer kommen sie zurück, die Vögel. Und immer wieder gehen sie. Jedes Jahr darf ich dieses wunderbare Ereignis beobachten. Und mit jedem verstrichenen Jahr, wenn sie fortziehen, bin ich älter geworden.

Vielleicht ist das Sterben vergleichbar mit dem Davonziehen eines Vogels. Vielleicht ist es auch nur eine Reise von vielen, während der man die Eindrücke und Erfahrungen des Lebens mit sich trägt. Ich empfinde grössten Respekt gegenüber Menschen, die älter sind als ich. Ja, ich beneide sie um ihre Lebenserfahrung. Sie sind der Weisheit näher, als ich es jetzt sein kann. Irgendwann werde ich der Weisheit auch näher sein. Ich freue mich darauf. Es ist gar nicht schlimm, alt zu werden. Meine Haare, die grau werden, meine Haut, die faltig wird, meine Gelenke, die mich schmerzen werden, mein Körper und Geist, die zerfallen werden. Es sind Zeichen der Alterung, Zeichen des Weges zur Weisheit. Irgendwann werde ich aber meinen Angehörigen, Freunden und Ärzten nicht mehr in die Augen schauen können, weil es mir abgrundtief weh und leid tun wird, mit den Vögeln weiterziehen zu müssen.

Der Schwan, auch er fliegt fort. Er geht dorthin, woher er gekommen ist. Er fliegt nach Tuonela zurück. Flieg, flieg, wunderschöner, schwarzer weiser Schwan, und nimm deine Weisheit mit.

Leben und Tod
Dadurch, dass wir danach streben, alles Leben um jeden Preis zu erhalten, verlernen wir, mit dem Tod umzugehen. Dabei sind Leben und Tod unzertrennlich, unzertrennbar.

Epilog

Während Reife stets ein Erfahrungsprozess ist, erlangt ein Mensch die absolut erreichbare Weisheit, die ein Individuum je erreichen kann, erst während des Sterbeprozesses.

Ich öffnete die Augen und versuchte, mich umzusehen. Meine Verletzungen waren zu schwer, als dass ich meinen Kopf heben konnte. Nie hätte ich gedacht, dass ich wegen eines Autounfalls sterben könnte. Ich lauschte dem Wind, der die Bäume singen liess, der die Blätter zum Rauschen brachte, der mein braunes, kurzes Haar zerzauste. Es schien mir, als sänge mir die Natur ein Wiegenlied. Ein Wiegenlied in den Tod. Ich schaute auf meine Brust und entdeckte den farbenprächtigen Schmetterling, wie er mit seinen Flügelbewegungen verriet, dass er bald erneut wegfliegen würde.
Ich musste lächeln und schloss wieder die Augen.
Mich überkam eine Gewissheit, die ich bisher in meinem Leben nicht erfahren konnte. Immer wieder wechselten sich klare Gedanken mit der unbekannten Dunkelheit. Leise schlich sich Müdigkeit in meinen längst gefühllosen Körper, und meine Gedanken verloren sich allmählich im Nichts. Inzwischen war das über mein Gesicht geronnene Blut getrocknet. Meine Tränen versiegten und meine Augen brannten. Die Sonne kitzelte meine Nase. Wiederum musste ich lächeln. Nun würde ich keine mühsame Patientin mehr sein. Ich atmete tief ein, roch das mich umgebende Gras. Es würde mein letzter Atemzug sein, doch mein irdisches Bewusstsein war schon längst dahingeschwunden. Der Schmetterling flog sanft davon. Ich würde mich auf eine neue Reise begeben. Eine Reise, die vielleicht auch ein Traum sein wird.

Konfrontiert mit Grenzen
Franz Michel

Die Krankheit ALS fragmentiert nicht den Menschen, jedoch den Körper von Sonja Balmer: Sie kann kaum mehr sprechen. Sie spricht leise, nur noch kurze Sätze, unterbrochen durch den raschen oberflächlichen Atem.
Sie kann kaum mehr atmen. Der Husten ist schwach. Die Luftwege verstopfen wegen des liegen gebliebenen Sekretes.
Sie kann kaum mehr essen. Das Schlucken ist mühsam. Sie hat Durst und Hunger, kann beides nicht stillen.
Sie verliert die Kraft in den Händen; Hände, die vor einem Jahr noch Mozart-Sonaten auf dem Klavier spielten.
Fragment um Fragment fällt von ihrem Körper, unaufhaltsam.

Wir Ärzte und Pflegende finden kein Mittel, um diese Fragmentation zu stoppen. Wir versuchen verzweifelt, Fragmente zu reparieren. Die Sprache wird durch einen Sprechcomputer mit fremder Stimme ersetzt, die Ernährung mittels einer Sonde, die in den Magen eingelegt ist, sicher gestellt – im Wissen, dass das sinnliche Erleben des Essens, das Schmecken und Riechen, fehlt. Statt dass der Atem frei in die Lungen strömt, wird Luft mit einer externen Atempumpe in die Lungen gepresst. Der Elektrorollstuhl, mit Hilfe eines Computers bedient, hilft Sonja Balmer, sich fortzubewegen – bis zum nächsten Hindernis. Probleme mit all diesen Hilfsmitteln sind an der Tagesordnung. Sie stehen dazwischen und ersticken manchmal die Kommunikation mit dem Menschen Sonja Balmer.
Sonja Balmer will nicht, dass wir ihren «Fragmenten» begegnen. Sie fordert, dass wir *ihr* begegnen, dass wir sie nicht fragmentiert wahrnehmen und begleiten. Mit dem Malen und Schreiben kämpft sie gegen ihre eigene Fragmentierung. Sie will ganz sein und in ihrer gesamten Person wahrgenommen werden. Diese Forderung zu erfüllen ist für Ärzte und Pflegende schwierig. – Sonja Balmer ist eine «schwierige Patientin».

Um Mitternacht werde ich gerufen. «Ich habe mich beim Essen verschluckt.» Die Stimme von Sonja Balmer ist kaum hörbar, der Satz von Hustenstössen mehrmals unterbrochen. «Ich habe Atemnot!» Alle Hustenunterstützung hilft nichts, die Luftwege bleiben verstopft. Hier hilft nur noch das gezielte Absaugen mit Hilfe des Endoskopes. Jan, der Intensivpfleger, hilft mir dabei. Dank der direkten Sicht in die Luftwege gelingt es, mit Hilfe des Instrumentes den Sekretpfropf aus den Luftwegen von Sonja Balmer zu entfernen. Die Atmung wird ruhiger, die Atemmaschine gibt Sonja Balmer wieder genügend Luft; sie schläft ruhig ein. Eine Spitalszene auf einer Intensivstation? Nicht doch. Die frische Luft an der Reling des Kreuzfahrtschiffes Richtung Istanbul, auf dem wir uns befinden, hilft auch uns durchzuatmen.

Sonja Balmer geht immer offen und direkt auf uns zu. Sie fordert zum Dialog und zur Auseinandersetzung mit ihr und ihrer Krankheit auf. Dies führt zu Konflikten, die nicht immer so weise gelöst werden wie durch den Imam der blauen Moschee in Istanbul, der einfach einen Tepppich ausrollt, damit die dreckigen Rollstuhlpneus den heiligen Boden nicht berühen. Sonja Balmer führt uns nicht nur an neue Grenzen, wir lernen auch, Grenzen zu überwinden.

«I am quite often asked: How do you feel about having ALS? The answer is, not a lot. I try to lead as normal a life as possible, and not think about my condition, or regret the things it prevents me from doing, which are not that many ... one need not lose hope.» («Ich werde recht häufig gefragt: Was bedeutet es für Sie, ALS zu haben? Meine Antwort ist: Nichts Besonderes. Ich versuche, ein so normales Leben wie möglich zu führen und nicht an meinen Zustand zu denken oder an Dinge, die ich wegen meiner Krankheit nicht mehr tun kann; es sind gar nicht so viele ... man soll die Hoffnung nie verlieren.»)
Dieses Zitat stammt vom Astrophysiker Steven Hawking. In seinen Büchern definiert er Raum und Zeit neu. Gerade diese beiden Dimensionen sind es, die bei Patienten, die an ALS leiden, eine neue Bedeutung erhalten. Für Sonja Balmer ist die Ansicht von Steven

Hawking eine Leitidee. Das Leben mit der Krankheit ALS bedeutet für sie nie nur eine stete Zunahme von Einschränkungen. Sie will frei sein von Hemmnissen und Hindernisse überwinden, sich von äusseren Zwängen lossagen. Ihr gelingt es dadurch, ein reiches und ein derart intensives Leben zu leben, wie es nur im Bewusstsein der unmittelbaren Vergänglichkeit möglich ist. Dem scheinbaren Gegensatz von Leben und Tod stellt Sonja Balmer ihre eigene Sicht entgegen, nämlich die Sicht der Grenzgängerin. Ein Teil von ihr stirbt unaufhaltsam, der andere Teil will intensiv am Leben teilhaben. Nur im künstlerischen Ausdruck, indem sie musiziert, malt und schreibt, kann die Gefahr der eigenen Spaltung aufgefangen werden. Wir begleiten Sonja Balmer auf diesem Grenzgang, wobei wir selber die Grenze nur erahnen können. Wir sind als Begleitende von Sonja Balmer immer nur diesseits dieser Grenze.

Die Muskelkraft von Sonja Balmer schwindet zunehmend. Der Raum, ihr Raum, in dem sie sich bewegen kann, wird zunehmend kleiner und kleiner. Die Grenzen, die sie umgeben, werden immer enger gezogen. Tore zum Durchschreiten dieser Grenzen finden sich nicht. Was liegt näher, als diesen Raum auszufüllen, immer wieder an die Grenzen dieses beschränkten Raumes zu stossen, um sie doch nicht durchdringen zu können. Dennoch erneut versuchen, dagegen ankämpfen, bis die Kraft weiter nachlässt. Den ihr immer enger werdenden Raum will Sonja Balmer ausfüllen, gar zu sprengen versuchen. Anderen Menschen, die sie in diesem Raum begleiten, wird es manchmal darob selber eng, manchmal werden sie von Sonja Balmer gar aus diesem Raum gedrängt. Sonja Balmer kämpft um den Platz und die Selbstbestimmung innerhalb dieser engen Grenzen.

Grenzziehungen erfolgen nicht nur bedingt durch die Krankheit, sondern auch bedingt dadurch, wie wir Ärzte, Pflegerinnen und die Gesellschaft mit dieser Krankheit und ihren Folgen umgehen. Das Versagen der eigenen Atmung und Atempumpe durch eine Beatmungsmaschine zu verhindern, wäre vor zwanzig Jahren undenkbar, gar ein Fehler gewesen. Bedenken, damit das Leiden der Patienten zu verlängern, standen im Vordergrund.

Heute werden Therapiemöglichkeiten mit der Patientin frühzeitig besprochen. Nicht nur medizinische und technische Aspekte stehen in diesen Gesprächen zur Diskussion. Es stellen sich vielfältige grundsätzliche Fragen: «Soll mein eigener Atem durch Maschinen unterstützt, später sogar ersetzt werden? Werde ich durch die neuen medizinischen und technischen Möglichkeiten nur verführt, meinem nahen Lebensende auszuweichen? Habe ich die Kraft, mit Hilfe dieser Unterstützung meinen weiteren körperlichen Zerfall zu akzeptieren und damit auch länger zu leben? Finde ich trotz den Apparaten und Hilfestellungen noch Zeit, mich selber zu sein, nicht nur als Objekt meiner Krankheit wahrgenommen zu werden?» Antworten auf diese Fragen versucht Sonja Balmer mit ihrem Buch anzudeuten. Sie will *uns* mit diesen Fragen konfrontieren. Die ersten Skizzen des Buches entstanden aus den Dialogen und Auseinandersetzungen mit uns Ärzten, Pflegerinnen, Betreuern, Freundinnen und Freunden.

Sonja Balmer stellt sich den Fragen kompromisslos. Sie führt uns damit immer wieder zu unseren eigenen Grenzen und unserer Begrenztheit. Sonja Balmer wird eine «schwierige Patientin» bleiben.

Patientinnen und Patienten, die an ALS leiden, wissen um ihre zeitliche Begrenztheit. Zudem ist ihre Zeitrechnung anders. Zeiten der Pflege, Zeiten der medizinischen Behandlung, Zeiten, in denen sich Sonja Balmer, die Patientin, Pflegenden und Ärzten offenbaren muss, Zeiten, in denen sie sich nur als leidende Patientin erlebt, werden immer länger. Ihre eigenen Zeiten, die Zeiten, um ihre enger werdenden Grenzen zu überschreiten, werden kürzer. Die Grenzen überschreitet Sonja Balmer, wenn sie schreibt und malt.

In den enger werdenden Räumen und kürzer werdenden Zeiten wird ein Tor immer deutlicher sichtbar. Hinter dieses Tor will Sonja Balmer einen Blick werfen können. Zu diesem Tor möchte Sonja Balmer begleitet werden. Wenn wir sie auf ihrem Weg begleiten, werden wir uns unserer eigenen Begrenztheit gewahr. Uns bleibt, wenn Sonja Balmer das Tor durchschritten hat, das vor dem Tor hingelegte Buch aufzuheben.

Dank

Ich bedanke mich herzlich bei meinen Freunden, die mit mir Freud und Leid teilen, mit denen ich lachen und weinen kann:

Franz Michel, der mich wider alle Resignation anderer Menschen und Ärzte als Arzt und Freund würdevoll, optimistisch, menschlich und herzlich begleitet, mich zum Weiterleben motiviert, meine Unternehmungen fördert und unterstützt.

Gerhard Jenzer, der mir zwar als Arzt eine düstere Diagnose eröffnen musste, aber umso lebensfrohere Gedanken mit mir austauscht, an meinem Leben als Künstlerin teilnimmt und mein Kunstvater ist.

Urs Abt, der mich in Nähe mit viel Nächstenliebe begleitet.

Meinen Eltern Anna und Urs Balmer-Schweizer, die mich trotz Trauer und Sorge um ihr eigenes Kind so selbstbestimmt, unbeschwert und uneingeschränkt leben lassen, wie es sich eine Tochter nur wünschen kann.

Meiner Schwester Katrin Balmer, mit der ich eine heitere Kindheit erlebte.

Beat und Katharina Selz-Keller sowie Peter Grendelmeier, die mich in all den Jahren lehrten, was ein selbstbestimmtes Leben ist und wie ich es leben kann.

Joël, meinem Patenkind, der mir mit seinem Lachen, seiner unbeschwerten, liebenswerten Art so viel Freude bereitet.

Daniel Gajdos, André Gassmann und Karin Tanner, Oliver Knick, Rosemarie Müller, Susanne Oberhänsli, Trudi Bitzi von Fellenberg, Donato Cardinale, Christian Lobsiger, Susan Schell, Rosmarie und Reto Metz, Alexandra Jost, Silvia Müller, Thomas Wüthrich, Doris Oester, Karin und Bidu Wimberger, Beatrix von Gunten. Sie alle sind mir wahre und liebe Freunde.

Livia, Nuria, Noel, Florian, Ursula, Philip, Tobias, Lia, Florian, Jelena – Kinder, die mir zeigen, was Leben ist.

Meinem Pflegeteam, das mich mit Liebe, Würde, Respekt begleitet.

Rainer Maria Rilke, den ich lediglich durch seine wunderbaren, erfüllenden Gedichte kennen gelernt habe.

Allen Menschen, Tieren und Pflanzen, die durch ihr Dasein Geschichte gemacht haben und damit mein Leben sinnvoll werden lassen.

Sonja Balmer

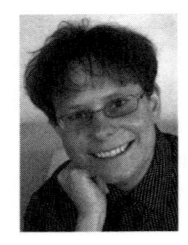

Sonja Balmer, geboren 1972 im Kanton Solothurn. Nach einer kaufmännischen Ausbildung und verschiedenen Tätigkeiten im Sozialbereich absolviert sie zur Zeit ein Studium der Tierpsychologie sowie eine Kunstausbildung. Verschiedene Ausstellungen eigener Bilder. 2001 erschien ihr Buch «Gedanken sind Früchte». Sonja Balmer lebt in Dagmersellen.

Franz Michel, geboren 1952 in Luzern. Medizinstudium in Basel, Ausbildung zum Facharzt für Innere Medizin und Pneumologie (Lungenkrankheiten). Seit 2002 Leiter des Ambulatoriums des Schweizerischen Paraplegiker-Zentrums Nottwil.